点眼薬クリニカルブック 第2版

庄司　純 編著
河嶋洋一
吉川啓司

金原出版株式会社

編集

庄司　純　（日本大学医学部視覚科学系眼科学分野 臨床教授）

執筆（執筆順）

河嶋洋一　（京都ひとみケアリサーチ 代表）
庄司　純　（日本大学医学部視覚科学系眼科学分野 臨床教授）
吉川啓司　（吉川眼科クリニック 院長）

推薦のことば 第2版

　眼科の薬物療法には，他科と同様に局所と全身療法とがある．特に局所療法としての点眼薬は眼科に特有な治療法である．近年の点眼薬の進歩は目覚ましく，同一疾患に対しても薬効の違った数種類の点眼薬があり，その特性，適応，副作用や禁忌を熟知したうえでの使用が必要になる．

　点眼薬について記載されているコンパクトな書はなく，本書は初版から好評であったが，最近の進歩に合わせて改訂が必要な時期になってきた．特に第6章の「緑内障治療薬」の項では，さらなる新薬の開発が進み，その選び方には診断技術はもちろんであるが，高度な薬効の知識と目標値の設定などが問題となっている．そこで，今回は執筆者に緑内障治療の専門家である吉川啓司先生が加わり，最新の知識に加えて具体的治療指針について執筆している．また，第1章の「点眼薬の基礎」の項では新たに専門家である河嶋洋一先生が執筆され，充実した感がある．この他，抗菌薬，抗アレルギー薬，ドライアイ薬，抗炎症薬，免疫抑制薬，検査薬などの記載がある．

　改訂第2版で特徴的な点は，重要項目に「臨床ワンポイント」が設定され，さらに，各項の後ろに，その点眼薬を使用した症例がコメントと共に呈示されていることである．これらの症例を読むと今までに困った症例や現在困っている症例が呈示されていて，大いに役立つ．また，これらの症例は診療の合間に目を通すのに適している．

　本書は，点眼薬の作用機序から実際の使用法までを簡潔に，しかも分かりやすく記載されている．しかし，1つの疾患に対する点眼薬の種類も多く，作用機序も多岐にわたり，また，副作用や禁忌など，すべてを熟知することは難しい．そこで，日常診療に際して，手元において，適時参照出来る最新の書が望まれる．本書は，正にこの目的に合致しているので，座右において，診療の参考にすると良い最適の書である．

2015年10月

東京医科歯科大学名誉教授　　所　　敬

序文にかえて 第2版

　点眼薬は眼科における薬物治療の中心となる薬剤で，最近の進歩には目を見張るものがあります。眼科医にとって，点眼薬の知識は，自身の治療の根幹にかかわる知識となり，薬剤師やコメディカルによる点眼指導には，点眼薬に関する正確なる知識が求められる時代になってきました。しかし，ネット社会に突入した今日では，点眼薬に関する情報は膨大なものがあります。そこで，点眼薬の知識をコンパクトに，そして臨床に沿った基礎知識の整理として，2011年「点眼薬クリニカルブック」を出版させていただきました。その後4年が経過して，新薬が増え，薬剤の適応や治療効果判定を行うための臨床検査が発達したこともあり，今回改訂させていただくこととなりました。

　今回の改訂では，「第1章 点眼薬の基礎」の執筆に河嶋洋一先生，「第6章 緑内障治療薬」の執筆に吉川啓司先生をお迎えして，内容の充実を図りました。また初版では，本文内では十分に解説しきれなかった重要用語を「臨床キーポイント」として記載しておりましたが，改訂版では「臨床ワンポイント」として残し，内容を充実させています。また「症例でみる点眼薬の使い方」に関しては，内容をさらに充実させ，点眼薬の臨床使用方法の理解が深まるように努めました。今回の改訂では，「第2章 感染症治療薬」の改訂にあたり，日本大学医学部視覚科学系眼科学分野 稲田紀子先生にご助言および写真提供など多大なる執筆協力をいただきましたこと，金原出版株式会社 中立稔生様には編集協力いただきましたことについて，この場をお借りして深謝いたします。

　今回，本書では，主要薬剤，添加剤，溶解液，点眼容器などを一体として「点眼薬」として位置づけ，点眼薬のアドヒアランスや点眼指導を臨床に役立つ知識として記載しています。本書を通して，点眼薬の理解が深まり，日常の眼科診療が充実することを祈念しています。

2015年10月

庄司　純

目　次

1章 点眼薬の基礎

A 点眼剤　総論 …… 1
1 点眼剤の定義と特性　1
2 点眼剤に求められる要件と留意点　2
3 点眼剤の剤型と添加剤　4
4 点眼剤と角膜透過性　5
5 防腐剤の多面性　9
6 点眼剤における先発品と後発品　13

B 点眼容器の機能と工夫 …… 14
1 点眼容器の重要項目と評価　14
2 点眼容器の材質と特性　14
3 点眼容器と1滴量　16

C 点眼剤の正しい使い方指導 …… 18
1 正しい点眼の定義　18
2 点眼方法の指導　19
3 複数の点眼剤を使用する場合の点眼指導　25

D 点眼剤の保管 …… 26

E 使用期限 …… 27

2章 感染症治療薬

Ⅰ. 抗菌薬 …… 31

A 抗菌点眼薬を理解するための基礎知識 …… 31
1 病原菌の基礎知識　31
2 抗菌点眼薬の基礎知識　32

B 抗菌点眼薬の種類と作用機序 …… 38
1 セフェム系抗菌薬　39

- 2 フルオロキノロン系抗菌薬　39
- 3 アミノグリコシド系抗菌薬　42
- 4 コリスチンメタンスルホン酸ナトリウム配合薬　44

C 疾患別薬剤選択の方法・治療薬選択のコツ　45
- 1 抗菌点眼薬の日常診療での使い方　45
- 2 抗菌点眼薬の副作用　50

Ⅱ．抗真菌薬　51

A 抗真菌薬を理解するための基礎知識　51
- 1 真菌性角膜炎　51
- 2 抗真菌薬治療の適応　51

B 抗真菌点眼薬の種類と作用機序　53
- 1 ピマリシン（Pimaricin）　53
- 2 自家製抗真菌薬点眼液　54

C 真菌性角膜炎の病型別薬剤選択の方法・治療薬選択のコツ　55
- 1 酵母型真菌による真菌性角膜炎　55
- 2 糸状真菌による真菌性角膜炎　55

Ⅲ．クラミジア治療薬　56

A クラミジア治療薬を理解するための基礎知識　56

B クラミジア治療薬の種類と作用機序　57

Ⅳ．抗ヘルペス薬　58

A 抗ヘルペス薬を理解するための基礎知識　58
- 1 ヒトヘルペスウイルスによる角結膜炎　58
- 2 抗ヘルペス薬治療の適応　59

B 抗ヘルペス薬の種類と作用機序　59
- 1 アシクロビル　59

C 単純ヘルペス角膜炎の病型別薬剤選択の方法・治療薬選択のコツ　60
- 1 樹枝状角膜炎　60
- 2 円板状角膜炎　61

症例でみる点眼薬の使い方 ……… 62
- 症例1 淋菌結膜炎の成人例：薬剤耐性に注意　62
- 症例2 インフルエンザ結膜炎の小児例：薬剤耐性に注意　63
- 症例3 コンタクトレンズ装用者の緑膿菌角膜炎：迅速な対応が必要　64
- 症例4 クラミジア結膜炎の成人例：点眼と内服による治療　65
- 症例5 壊死性角膜炎：ステロイドの使用法に注意　66

3章 アレルギー治療薬

A アレルギー治療薬を理解するための基礎知識 ……… 69
1. 即時型アレルギー反応　69

B アレルギー治療薬の種類と作用機序 ……… 70
1. 抗アレルギー薬　70
2. 免疫抑制薬　74
3. 副腎皮質ステロイド薬　78

C アレルギー性結膜疾患の病型別薬剤選択の方法・治療薬選択のコツ ……… 79
1. アレルギー性結膜炎　79
2. 春季カタル　80

症例でみる点眼薬の使い方 ……… 88
- 症例1 アレルギー性結膜炎の小児例：基礎治療薬が重要　88
- 症例2 アレルギー性結膜炎：眼瞼合併例にはステロイドを使用　89
- 症例3 輪部型春季カタル：シクロスポリンが第1選択　90
- 症例4 ステロイド抵抗性春季カタル　91

4章 角膜治療薬・ドライアイ治療薬

A 角膜・ドライアイ治療薬を理解するための基礎知識 ……… 93
1. 角膜上皮障害の基礎知識　93
2. ドライアイの基礎知識　95

B 角膜・ドライアイ治療薬の種類と作用機序 ―― 97
  1 ヒアルロン酸ナトリウム　97
  2 コンドロイチン硫酸エステルナトリウム　101
  3 フラビンアデニンジヌクレオチドナトリウム　102
  4 ジクアホソルナトリウム　102
  5 レバミピド　104

C ドライアイの病型別薬剤選択の方法・治療薬選択のコツ ―― 104
  1 シェーグレン症候群　104
  2 SLK型ドライアイ　105
  3 Short TBUT型ドライアイ　106

💧 症例でみる点眼薬の使い方 ―― 107
  症例1　再発性角膜上皮びらん：眼軟膏が重要　107
  症例2　シェーグレン症候群：乾燥と炎症に対する治療　109
  症例3　SLK型ドライアイ：瞬目時の摩擦に対する治療　111

5章 炎症治療薬

Ⅰ. 副腎皮質ステロイド薬 ―― 113
A ステロイド薬を理解するための基礎知識 ―― 113
B ステロイド薬の種類と作用機序 ―― 114
C ステロイド点眼薬の病型別薬剤選択の方法・治療薬選択のコツ ―― 116
  1 ステロイド点眼薬の日常診療での使い方　116
  2 ステロイド点眼薬の副作用　117

Ⅱ. 非ステロイド性抗炎症薬（NSAIDs） ―― 120
A NSAIDs点眼薬を理解するための基礎知識 ―― 120
B NSAIDs点眼薬の種類と作用機序 ―― 120
  1 プラノプロフェン　120
  2 ジクロフェナクナトリウム　122
  3 ブロムフェナクナトリウム　122
  4 ネパフェナク　122

5 アズレンスルホン酸ナトリウム　122
6 グリチルリチン酸二カリウム　123

C NSAIDs点眼薬の病型別薬剤選択の方法・治療薬選択のコツ …… 123
1 NSAIDs点眼薬の日常診療での使い方　123
2 NSAIDs点眼薬の副作用　124

Ⅲ. 消炎酵素薬 …… 124
A 消炎酵素薬を理解するための基礎知識 …… 124
B 消炎酵素薬の種類と作用機序 …… 125
1 塩化リゾチーム　125

6章 緑内障治療薬

A 緑内障の基礎知識 …… 127
1 緑内障の定義　127
2 緑内障の分類　127
3 緑内障の治療　128
4 緑内障における眼圧上昇の病態　129

B 薬理作用　131
1 緑内障点眼薬の位置づけ　131
2 緑内障点眼薬の特徴　131
3 緑内障点眼薬の作用機序　133

C 現在使用可能な緑内障点眼薬 …… 134
1 副交感神経刺激薬（縮瞳薬）　134
2 交感神経遮断薬　136
3 交感神経刺激薬　140
4 炭酸脱水酵素阻害薬　142
5 プロスタグランジン関連薬　143
6 配合剤点眼薬　146
7 新しい機序の点眼薬　148

D 緑内障治療における点眼薬の役割 …… 148
1 原発開放隅角緑内障と点眼治療　149

2 原発閉塞隅角緑内障と点眼治療　158
3 続発緑内障と点眼治療　158
4 発達緑内障と点眼治療　158

症例でみる点眼薬の使い方 ……………………………………………………… 160

症例1 「とりあえず無治療」も治療のオプション　160
症例2 治療の第一選択　162
症例3 治療選択の際，女性ならばもうひとつの配慮が必要！　164
症例4 点眼薬の選択の際，常に「副作用」への配慮を！　166
症例5 目標眼圧に到達しなければ，治療を追加せざるを得ない！　168
症例6 「目標眼圧の見直し」と「点眼の追加」は稀ではない！　170
症例7 眼圧下降の最終手段は手術！しかし，その同意が得られないと……　172
症例8 特に高齢者では「標準的治療」の例外が多い　174
症例9 緑内障点眼薬のパイオニアはピロカルピンだが……　176
症例10 続発緑内障では「原因治療」が第一だが……　178
症例11 緑内障は「超」慢性疾患なので　180

7章 白内障治療薬

A 白内障治療薬の基礎知識 …………………………………………………… 183
B 白内障治療薬の種類 ………………………………………………………… 184

1 ピレノキシン　184
2 グルタチオン　184

症例でみる点眼薬の使い方 ……………………………………………………… 185

症例1 加齢白内障：軽症例の保存的治療　185

8章 散瞳薬

A 散瞳薬の基礎知識 …………………………………………………………… 187
B 散瞳薬の種類と作用機序 …………………………………………………… 188

1 アトロピン硫酸塩水和物　188
2 フェニレフリン塩酸塩　189

3 トロピカミド　190
　　4 シクロペントラート塩酸塩　190
C 散瞳薬の臨床応用 ……………………………………………………………………… 191
　1 調節麻痺下の屈折検査　191
　2 眼底検査のための散瞳　192
　3 アトロピンによる片眼弱視治療　192
　4 虹彩炎・ぶどう膜炎に対する瞳孔管理　192
　5 術前散瞳　194

9章 点眼麻酔薬

A 点眼麻酔薬の基礎知識 …………………………………………………………… 195
B 点眼麻酔薬の種類と特徴 ………………………………………………………… 196
　1 オキシブプロカイン塩酸塩　196
　2 リドカイン塩酸塩　197

主な点眼薬一覧＆「臨床で使える！　一口コメント」 ……………………… 199

索引　208

臨床ワンポイント一覧

　　プロドラッグ　9
　　ベンザルコニウム塩化物　10
　　OTC医薬品（目薬）　18
　　安定性試験　29
　　IC_{50}　43
　　薬剤耐性菌　48
　　Empiric therapy　50
　　アレルギー性結膜疾患　73
　　初期療法　81
　　ベンザルコニウム塩化物過敏症　85
　　春季カタルにおける結膜増殖性変化　86

XYZ理論　94
Epithelial crack line・ハリケーン角膜症　100
人工涙液と保険診療　101
薬剤毒性角膜症　101
水疱性角膜症と点眼薬　103
自己血清点眼　105
上輪部角結膜炎　106
ステロイド離脱困難・リバウンド現象　116
ステロイドレスポンダー　118
COX-1とCOX-2　125
緑内障点眼薬の点眼回数　133
Tachyphylaxis　137
受容体　138
持続型点眼薬　139
緑内障禁忌薬　141
一時的使用薬　141
Non-responder　146
アドヒアランス　152
アトロピン点眼によるアトロピン中毒　189
ミドリン®P点眼液による結膜炎　193
円錐角膜と不可逆性散瞳　194
オキシブプロカイン塩酸塩と角膜上皮障害　196
細菌分離培養検査と局所麻酔　197

ワンポイントアトラス一覧

円板状角膜炎・壊死性角膜炎　67
アトピー性眼瞼炎　92
map-dot pattern　108
移植片対宿主病（GVHD）　110

点眼薬の基礎

　点眼薬に関する名称は「点眼薬」（日本眼科学会眼科用語集 第5版），「点眼液」（日本眼科学会眼科用語集 第5版），「点眼剤」（日本薬局方）などが同義語として使用されており，俗称としては「目薬」という用語がある．さらに，処方箋を必要とする医療用としては「点眼薬」「点眼液」という表現が多く，一方，処方箋を必要としない市販薬である一般用としては「OTC目薬」というように「目薬」という表現が多い．

　本書では，総論となる第1章では日本薬局方の記述を尊重して「点眼剤」，各論となる第2章以降では日本眼科学会眼科用語集 第5版に基づき「点眼薬」の用語を統一して解説する．

　なお，点眼剤および点眼薬は中身の「点眼液」とその保持に必要な「点眼容器」から構成されていることを解説する．

　点眼剤　総論

1 点眼剤の定義と特性

　『第十六改正日本薬局方-製剤総則-6.1.点眼剤（Ophthalmic Solution）』によれば，「点眼剤は，結膜嚢などの眼組織に適用する，液状，又は用時溶解若しくは用時懸濁して用いる固形の無菌製剤である」と定義されている[1]．

　眼軟膏に関しては，『第十六改正日本薬局方-製剤総則-6.2.眼軟膏剤

(Ophthalmic Ointment)』として別に扱われており，「眼軟膏剤は，結膜嚢内などの眼組織に適用する半固形の無菌製剤である」と定められ，点眼剤とは区別されている。

　いずれも患者が繰り返して使用する製剤であるが，1回使用の注射剤と同レベルの無菌製剤であることが求められており，それゆえ，使用中の汚染リスクを最小限にする点眼液中味や点眼容器類の工夫が求められる特殊な製剤であるといえる。

　また，点眼剤は点眼するという行為のもとにその意義が達成される医薬品であり，正しい点眼についての定義と方法が必要となる。さらに，点眼剤は高齢者や小児の使用に対して配慮を必要とする製剤であるために，点眼容器類の使用性に対して医療従事者や患者からの要求度も高い。

2 点眼剤に求められる要件と留意点

　ヒトの眼は外界と直に接している数少ない器官であり，角膜，水晶体，硝子体といった光の透過する部位は高い透明性を有している器官である。さらに，その内圧（眼圧）は適切な範囲で維持されている。

　それでは，そのような眼という特別な器官に点眼される点眼剤に求められる要件とは，どのように考えたらよいだろうか。医薬品として共通する基本要件と点眼剤特有の個別要件に分けて考える。

　基本要件としては，医薬品の有効性，安全性，安定性の3要件がある。ここで留意すべきことは，有効性を高めるために薬物の濃度を必要以上に上げたり，眼組織移行性を極端に上げるような基剤を用いたりすれば，薬物の毒性が現れてきたり，基剤に含まれる成分が眼のバリア機能（涙液と角膜が大部分を担っている）を悪化させたりして，逆に安全性が問題になってくることが当然ありうる。この"有効性"と"安全性"のバランスをいかにとるかが臨床試験での大きな命題であり，また，製剤設計を行ううえでも十分留意しておかなければならない点である。

　一方，安定性についても点眼剤の場合は，大半が水溶液製剤であるので，主成分となる薬物を安定的に水に可溶化し，かつ長期間の安定性を確保する必要がある。溶解性を高め，安定性を高めるために余計な添加剤を配合する

ことで，安全性や配合変化（他剤との混合時に白濁や白色沈殿などが起こる）などの問題が起こることは十分あるため，薬物そのものの決定時に，ただ単に薬理活性が最高のものという観点だけではなく，溶解性，安定性の高い薬物を選ぶことも重要となる。また，一口に"安定性"といっても，工場での製造から医療機関まで，医療機関から患者の使用前まで，患者の使用期間中，とそれぞれの段階でその意味するところは同じであるとはいえない。

次に点眼剤特有の個別要件としては，まず1番目として，点眼剤は眼という非常に敏感な器官に投与されるため，点眼時の"差し心地"というほかの製剤にはない特別な要件が求められる。毎日，毎回確実に点眼するために，点眼時の痛みやしみるような刺激感を感じないようにすることが必要である。2番目の個別要件として，"点眼容器"がある。上記の4つの要件を満たす点眼液が，高齢の患者にとっても持ちやすく，かつ弱い力でも点眼できる使用性の高い点眼容器に入っていることは必要な要件であり，患者のアドヒアランスを高めるためにも重要となる。

最後に，患者は点眼指導などの服薬指導を医師，薬剤師，看護師などの医療従事者から定期的に受けることが，毎回の正しい点眼に繋がると考えられるので，このような"指導がしやすい，指導が受けやすい（易指導性）"点

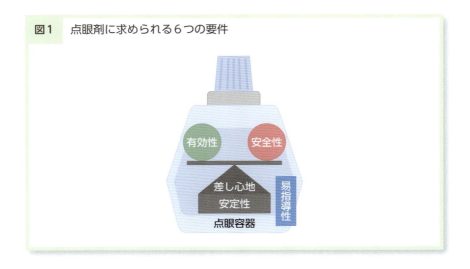

図1　点眼剤に求められる6つの要件

表1 薬物の溶解性および安定性と剤型

安定性	水溶性	
	易溶性	難溶性
安定	水性点眼剤	懸濁性点眼剤
不安定	用時溶解点眼剤（二剤型）	油性点眼剤

眼剤，すなわち点眼液と点眼容器の総合科学が求められる。

これらの6つの要件を図式化して図1に示すが，この点眼剤に求められる総合科学が医療従事者と患者間の信頼感を醸成し，結果として患者の高いアドヒアランス形成に大きく寄与する。

3 点眼剤の剤型と添加剤

点眼剤には主成分となる薬物の水に対する溶解性と，その水溶液での安定性に応じて表1に示すようにその剤型が異なる。これら4つの剤型のうち，患者の使用性や製品の品質保証，製造難易度といったいろいろな観点から考えると，水性点眼剤が最も好ましい製剤である。

一方，点眼剤には，主成分以外に，いろいろな添加剤，主には防腐剤，等張化剤，緩衝剤，pH調整剤が含有されており，また，水への溶解性を高めるための可溶化剤や水溶液の安定性を高めるための安定化剤なども必要に応じて添加される。表2には各種添加剤の種類とその主な役割を，表3〜8にはそれぞれの添加剤ごとの成分名，特徴，有効濃度などを示した。

ひとつの主成分に対して，これらの添加剤の組み合わせを最大限検討することで，点眼剤の有効性，安全性，安定性の最大化を図る。主成分の濃度に比べ，添加剤の濃度の合計が圧倒的に多いのが一般的であり，それゆえ添加剤は点眼剤の本質そのものを形成するといってよい。なお，有効性，安全性の観点からも最も多くの検討が必要とされる防腐剤については「5 防腐剤の多面性」でさらに詳述する。

表2 点眼剤に含まれる添加剤

添加剤	おもな役割
防腐剤	使用中に微生物汚染が生じるのを防止する
等張化剤	涙液の浸透圧に近づける
緩衝剤	点眼剤の経時的なpHの変化を防止する
可溶化剤	主成分を水に溶解させる
安定化剤	酸化,分解,着色などの物理化学的変化を防止する
粘稠化剤	主成分の結膜嚢内滞留時間を延長させる

4 点眼剤と角膜透過性

　点眼液1滴(約30μL)が眼の上に点眼され,涙液,角膜,房水,水晶体と眼内に移行するときに,経験的に1/10ルールというのがあり,それぞれの眼組織において,濃度は1/10以下に低下する。例えば角膜を透過して房水中には,点眼液濃度の1/100～1/1,000となり,さらに房水量は約300μLであることより,濃度としてはさらに1/10に希釈され,結果として房水内濃度は最初の点眼液濃度の1/1,000～1/10,000となる。現在最も汎用されているプロスタグランジン系緑内障点眼剤の場合,それらの点眼液濃度は0.00X%という低い値であるので,点眼後の眼圧下降作用部位環境となる房水中の主成分の濃度は非常に低くなる。

　それゆえ,点眼液中の主成分の角膜透過性に影響を及ぼす因子(以下の❶～❹)を知ることは,該当する点眼剤を評価する上で非常に重要となる。

❶薬物固有の物理化学的性質(主成分の影響)
- 油/水分配係数(脂溶性,親水性)
- プロドラッグ(親水性や脂溶性などの増加)(**臨床ワンポイント:プロドラッグ**)
- 電気的性質(解離定数など)
- 分子の大きさ(分子量,おおよそ500以下)

表3 防腐剤の種類と特徴

防腐剤		有効濃度（%）	特徴
パラオキシ安息香酸エステル（パラベン）類	メチルパラベン	0.05〜0.1	・真菌に対する抗菌力は強い。細菌，特に緑膿菌に対しては弱い ・アルキル基が大きくなるほど抗菌力は強い（メチル＜エチル＜プロピル＜ブチル） ・中性pHで加水分解を受ける ・保管温度により抗菌力が影響される
	エチルパラベン	0.05〜0.1	
	プロピルパラベン	0.03〜0.05	
	ブチルパラベン	0.01〜0.03	
逆性石ケン類	ベンザルコニウム塩化物	0.002〜0.01	・グラム陽性，陰性菌のみならず，真菌に対しても広い抗菌作用を有するが，結核菌やウイルスの大部分には無効である ・各種陰イオン化合物と結合し，不溶性の塩を形成して配合変化（白濁等）を起こすことがある
	ベンゼトニウム塩化物	0.002〜0.01	
	グルコン酸クロルヘキシジン（ヒビデン）	0.01	
アルコール類	クロロブタノール	0.25〜0.5	・グラム陽性，陰性菌，種々の真菌に対して抗菌力を有する ・中性pHで加水分解を受ける
	フェニルエチルアルコール	0.5	
有機酸およびその塩類	デヒドロ酢酸ナトリウム	0.1〜1.0	・抗菌力はあまり強力ではないが，真菌，酵母，好気性菌に対して一様に作用する広い抗菌スペクトルを有する ・酸性pHで分解して着色する ・中性pHで抗菌力が弱い
	ソルビン酸	0.25	
	ソルビン酸トリウム	0.25	

- 粒子径（懸濁性点眼剤の場合）

❷**点眼液の液性（添加剤の影響）**
- 水性/油性（油性はごくわずか）
- イオン強度（等張化剤，緩衝剤の影響）
- pH（主成分の分子型とイオン型の比率）
- 浸透圧（生理食塩水と等価）
- 粘性（滞留性向上と差し心地のバランス）

❸**投与方法（点眼剤の適正使用）**
- 点眼液量（約 25 μL が適量）
- 薬物濃度（活性との相関は非線形）
- 点眼回数，間隔，順序（個々の点眼剤に依存）

❹**角膜の状態（ヒト側の要因）**
- 正常眼と損傷眼（損傷眼はバリア機能低下）
- 涙液層の状態（涙液，角膜のバリア機能変化）

表4　等張化剤の種類と必要濃度

等張化剤	食塩当量	等張化のために必要な濃度（%）
塩化ナトリウム	1.00	0.9
塩化カリウム	0.76	1.19
ホウ酸	0.50	1.8
グリセリン	0.35	2.57

表5　緩衝剤の種類と特徴

緩衝剤	特徴
リン酸緩衝液	・緩衝能が広域である ・高濃度では眼刺激が生じることがある ・微生物汚染を受けやすい
ホウ酸緩衝液	・pH 6 以上で緩衝能がある ・防腐効果を有する
ε-アミノカプロン酸緩衝液	・pH 6 以下で緩衝能がある
酢酸緩衝液	・pH 6 以下で緩衝能がある ・眼刺激性，においが生じることがある

表6 可溶化剤の方法と種類

可溶化の方法		可溶化剤
塩形成	無機塩の形成	ナトリウム塩，カリウム塩，塩酸など
	有機塩の形成	トリエタノールアミンなど
溶解補助剤	界面活性剤	ポリソルベート80，ポリオキシエチレン硬化ヒマシ油など
	シクロデキストリン類	α-シクロデキストリン，β-シクロデキストリンなど

表7 安定化剤の目的と種類

分解の様式	安定化剤
加水分解	クエン酸，EDTA-2Naなど
酸化分解	ジブチルヒドロキシトルエン，亜硫酸ナトリウム，亜硫酸水素ナトリウムなど

表8 粘稠化剤の分類と種類

分類	
合成高分子化合物	ポリビニルアルコール（PVA），ポリビニルピロリドン（PVP），カルボキシビニルポリマー（CVP）など
セルロース類	メチルセルロース（MC），カルボキシメチルセルロース（CMC），ヒドロキシプロピルメチルセルロース（HPMC）など
多価アルコール	グリセリンなど

　さらに主成分の角膜透過性に影響する添加剤として，ベンザルコニウム塩化物のような防腐剤やEDTA（エチレンジアミン四酢酸ナトリウム）のような安定化剤（キレート化剤）の影響が知られている。防腐剤含有の有無の違いで房水への移行量が50〜60％に変化する点眼剤もあり，ただ単に防腐剤が角膜上皮に損傷を与えて移行量が増加するというような簡単な要因だけではなく，主成分と防腐剤との相互作用（イオン対の形成）などによる角膜透過性向上を考える必要がある。

臨床ワンポイント プロドラッグ

プロドラッグとは，主成分である薬物（活性本体）に化学合成的にある種の遊離基を導入し，親水性や脂溶性などを増加させて薬物の吸収を促進するシステムである。最も一般的なものは，角膜上皮内でエステラーゼなどにより加水分解されて活性本体となりその薬理活性を発揮するもので，眼科領域でのプロドラッグとして，プロスタグランジン系化合物（イソプロピルエステル体など）やジピベフリン（ジピバリルエステル体）などがある。

プロドラッグは角膜透過の改善による眼内移行性の向上とともに，総投与量の減少によって全身的および局所的副作用を軽減できるというメリットもある。例えば，プロドラッグ体であるジピベフリン点眼剤の濃度が0.04％ないし0.1％であるのに対し，活性本体のエピネフリン点眼剤の濃度は1.25％である（10倍以上の濃度差）。

5 防腐剤の多面性

a 防腐剤の歴史

日本では1930年代からワクチンの保存剤として利用されて以来，また点眼剤の防腐剤としても長く使用されていたチメロサール（商品名で，正式な化学名はエチル水銀チオサリチル酸ナトリウム）が1970年代に入って，有機水銀化合物の使用の是非の問題から，順次ほかの防腐剤（表3）に置き換わってきた歴史がある。

その中で，もっとも多く使用されているのが，ベンザルコニウム塩化物（BAKあるいはBACと略される：臨床ワンポイント：ベンザルコニウム塩化物）である。チメロサールとBAKの共通点としては，水に可溶で安定性が高く，また殺菌作用が強く点眼刺激がないという点である。さらに，点眼液のpHに影響を受けないという利点もあり，防腐剤として主流的位置を占めてきた。しかしながら，近年ではBAKの角膜障害が論じられるようになり，BAK自体の工夫やBAKから他の新しい防腐剤システムへの変更など，さらに防腐剤フリー点眼容器製品の開発につながっている。

臨床ワンポイント　ベンザルコニウム塩化物

　ベンザルコニウム塩化物は，陽イオン界面活性剤の一種で，$C_6H_5CH_2N^+(CH_3)_2R \cdot Cl^-$（$R=C_8H_{17}$〜$C_{18}H_{37}$：炭素数が偶数の長鎖アルキル）の構造式で表される（下図）。ベンザルコニウム塩化物の作用は，細菌細胞膜の蛋白質を変性させることにより殺菌性を発揮する。アルキル側鎖がC_8H_{17}や$C_{10}H_{21}$のものは殺菌作用は弱く，$C_{12}H_{25}$以上であれば，殺菌作用に大きな差はないとされている。逆性石鹸や陽性石鹸として手指，粘膜，機器の消毒などに用いられている。

　点眼剤中には防腐剤として添加されているが，点眼液にはアルキル側鎖がC_{12}，C_{14}，C_{16}のベンザルコニウム塩化物が混在したものが用いられている。アルキル側鎖がC_{12}単独のベンザルコニウム塩化物は角膜毒性が少ないとされ[2,3]，参天製薬が特許を取得し，自社の製品（ヒアレイン®点眼液，ジクアス®点眼液，タプロス®点眼液など）で使用している。

　アルキル側鎖部分は石油成分から蒸留により得ており，石油成分には炭素数の偶数のものだけで，奇数のものは存在しない。

ベンザルコニウム塩化物の構造式

$R=C_8H_{17}$〜$C_{18}H_{37}$

b 防腐剤の功罪と角膜透過性向上への可能性

　一般的に論じられている防腐剤の功罪では，患者の使用中の二次汚染を防止する「功」の部分と，角膜に対する細胞毒性を示すリスクがある「罪」の部分が議論されるが，主成分の角膜透過性に及ぼすもうひとつの重要な

役割についても合わせて評価する必要がある。

　ラタノプロストやトラボプロストのようなプロスタグランジン系化合物の場合，点眼剤中のBAKの有無で，房水中濃度が50〜60％に変化することが知られている[4]。

　BAKによる角膜最表層上皮細胞間に存在するタイトジャンクションの開閉に対する直接的な影響（可逆的な変化）とラタノプロストなどのカルボン酸残基のマイナスイオンとBAKのプラスイオンによるイオン対形成による物性変化の影響などが，BAKの角膜透過性向上への機序として考えられている。

C BAKの工夫と新しい防腐剤システムへの変更

　BAKはその構造中の長鎖アルキル基部分は石油から得ている（**臨床ワンポイント：ベンザルコニウム塩化物**）。石油は色々な長さ（炭素数）のアルキル基の混合物であり，結果としてBAKも長さの異なるアルキル基を有する混合物となっている。汎用されているBAKは炭素数12，14，16の混合物であり，殺菌効果は炭素鎖の長さで大きな差はないが，角膜障害性は炭素数が小さいほど低いことが知られている。また，炭素数が大きいほどマイナスイオンを有するカルボン酸化合物などとの配合変化（白濁や白色沈殿などが起こる）が起こりやすいとされていて，炭素数12単独のBAKを使うことで角膜への安全性を高めたり，配合変化を起こさないような工夫が行われている（例えばヒアレイン®，タプロス®やチモプトール® XEなど）。

　次にホウ酸は緩衝剤であり，等張化剤であるとともに殺菌作用はないが静菌作用を有する防腐剤でもある。この静菌作用を利用し，他の添加剤と併用することでBAKに代わる新しい防腐剤システムを構築する流れがある。一番単純なのは，ホウ酸とEDTAの組み合わせであり，さらにはSofziaシステムと呼ばれるホウ酸，塩化亜鉛，ポリオール系の組み合わせなどがある。ただこれらの場合，点眼液のpHによっては使えないこともあり，殺菌作用のある塩化亜鉛は酸性側では使用できるが，中性からアルカリ性側では酸化亜鉛に変化して殺菌作用が消失するため，このシステムは使用できない。

　本来，防腐剤は点眼剤の二次汚染を防ぐために配合されており，また現在

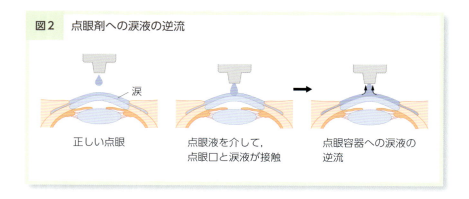

図2 点眼剤への涙液の逆流
正しい点眼 / 点眼液を介して，点眼口と涙液が接触 / 点眼容器への涙液の逆流

までのところ角膜障害性の皆無な防腐剤はない。そのため，目の上に点眼された時点で瞬時に防腐剤としての機能が消失し，角膜障害性を有さない理想的な防腐剤の開発が待たれる。

d 防腐剤フリー点眼容器の種類と特徴

　点眼容器は1本で何回も点眼可能なマルチドーズタイプと1回点眼のみの使い切りユニットドーズタイプに分類される。マルチドーズタイプでは使用中の二次汚染を防ぐために防腐剤を配合しているが，二次汚染の原因のひとつとして図2に示すように，点眼時の点眼口（点眼ノズル先端部）と涙液の接触による涙液の逆流が知られている。特に，高齢の患者の場合，点眼口を眼瞼部や眼表面に付けて点眼する場合が多いので，重要な指導項目となる。

　最近は防腐剤を含まずに反復点眼が可能なマルチドーズタイプの防腐剤フリー点眼容器も多くの製品で使用されていて，図3～5に示すように，現在までのところ3種類の容器形状がある。これらの点眼容器は，いずれもノズル部分に特殊なフィルターを組み込んだ構造をしており，点眼後に外部からの空気，点眼残液や涙液などがフィルター部分を通過することで，フィルター表面で微生物が捕捉され，点眼容器内の点眼液が微生物汚染を受けないというメカニズムになっている。ただ，汎用されている一般的なマルチドーズタイプの点眼容器に比べて，点眼時の力がより必要となるなどの問題もあり，今後フィルタータイプ以外の新しい構造の容器の開発も待たれている。

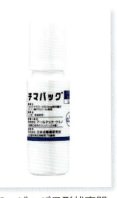
図3 ジャバラ形状容器
（現在は販売なし）

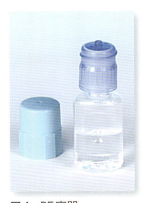
図4 PF容器
（日本点眼薬研究所）

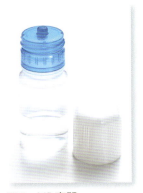
図5 NP容器
（わかもと製薬）

　一方，使い切りユニットドーズタイプの点眼剤には防腐剤は含まれていない。容器の頭部を開封した後，片眼もしくは両眼に1滴ずつ点眼し，残液は確実に廃棄するという正しい使い方をすれば汚染が起きる心配はない。その反面，容器が小さいので高齢者やリウマチ患者など，指先の不自由な患者には使いにくいという問題や類似した容器形状や小さなラベル表示による点眼剤間の識別性の低さといった問題が起きている。

6 点眼剤における先発品と後発品

　現在，緑内障，感染症，アレルギー，角膜疾患などの点眼剤の後発品（いわゆるジェネリック品）が数多く市販されている。先発品と「主成分」「効能・効果」「用法・用量」が同じなら，経済的条件も加味して後発品の使用を推進するという取り組みが国主導で行われている。

　点眼剤の場合，錠剤などの他の製剤と比べ，薬効発現も含めた医薬品の本質に対して添加剤の影響が大きいと考えられる。とりわけ角膜を透過し，房水中に主成分が移行して初めて薬効を発現する緑内障点眼剤の場合，防腐剤を含めた添加剤の影響は大きく，先発品と後発品の添加剤の相違を検証することは重要である。さらに緑内障領域では，今後1日1回点眼の点眼剤や2つの主成分配合の配合剤点眼剤の後発品が数多く市販されると予想され，後

発品承認の要件となっている生物学的同等性試験（多くの場合，少人数の健常人での眼圧下降で証明）には，例え動物を用いたデータであったとしても眼組織移行性での同等性の証明が追加で必要とされるであろう。

さらに，加齢黄斑変性などの網膜硝子体疾患に使用されている硝子体内注射液の後発品（バイオ製品の場合，後続品と呼ばれる）が今後，開発されるときに，現在一部の経口剤後発品で見られるオーソライズド・ジェネリック品（先発品メーカーの許諾のもと，添加剤の種類，量や製造方法が同じ）が主流となる可能性もあり，同様に配合剤を含む緑内障点眼剤においても，このタイプのジェネリック品での開発が出てくる可能性がある。

点眼容器の機能と工夫

1 点眼容器の重要項目と評価

現在のように日本で点眼容器がプラスチック製で製造されるようになったのは，今から50年以上も前の1962年のことである。それまでの主流であったガラス製容器に比べて，軽い，割れにくい，携帯性に優れる，点眼しやすい，といった多くの優れた点を持っていたため広く使われるようになった。

しかし，すべての点眼容器が使いやすいという状況ではない。実際に点眼容器を取り扱う側となる医師，薬剤師，患者の立場から，どのような点が重要項目として考えられているかについての調査結果を表9に示す。使いやすさと患者への説明のしやすさ（易指導性）が重要となる。また，これらの重要項目も含めた観点から緑内障患者を対象とした点眼容器使用性調査の結果も報告されていて[5]，点眼容器間の差異が明らかにされている。

2 点眼容器の材質と特性

点眼容器は呼吸している。そのため，中味の水分が経時的に容器を通して蒸発したり，中味の成分自体が空気中の酸素の影響を受け，また容器内壁に吸着することもある。ただ，容器の材質にもいろいろあり，それぞれの特性

表9 医師，薬剤師，患者からみた点眼容器の重要項目

医 師	1位	点眼時に容器の硬さがちょうどよい
	2位	キャップの開閉がしやすい
	3位	開封/未開封が確認できる
薬剤師	1位	開け方がわかりやすい（患者に説明しやすい）
	2位	キャップの開閉がしやすい
	3位	点眼時に容器の硬さがちょうどよい
患 者	1位	点眼時に容器の硬さがちょうどよい
	2位	点眼時に容器が持ちやすい
	3位	キャップの開閉がしやすい 開封/未開封が確認できる

表10 点眼容器の材質と特性

特 性	順 序
水分透過性	PP，PE＜PET
酸素透過性	PET＜PP≦PE
着香性	PET＜PP，PE
透明性	PP，PE＜PET

PET：ポリエチレンテレフタレート，PE：ポリエチレン，PP：ポリプロピレン

をもっている（表10）。したがって，目的とする点眼剤に合致した材質が選ばれなければならない。

　一般的に，医療用点眼剤の容器は，ポリプロピレン（PP）樹脂やポリエチレン（PE）樹脂を用いることが多い。これは，成型後の容器の柔らかさや，水分透過性の低さに起因するところが大きい。1本5mL入りで（1日1回点眼の場合は，2.5mL入り），円筒形の形状が多い。円筒形の場合，持つ位置が限定されないことに加えて，薬局などでの薬剤保管ケースに多数個の点眼剤を入れた時に，容器間の接触面積が小さく，ラベル表示部同士の擦れが小さくなるという利点もある。

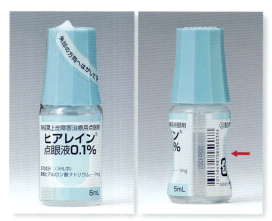
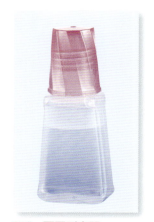

図6　ディンプルボトル　　　　（参天製薬）　　図7　扁平型容器
　　　　　　　　　　　　　　　　　　　　　　　　　　　　　（千寿製薬）

　さらに，近年，持ちやすく，押しやすい容器として，胴部を長くして両サイドに凹みを入れたり（ディンプルボトル，図6矢印部），あるいは扁平型にして（図7），力の弱い高齢者でも点眼しやすくした容器が開発されている。
　一方，OTC（over the counter）目薬の容器は，ポリエチレンテレフタレート（PET）樹脂を用いることがほとんどである。PET樹脂の場合，透明性が高く，また，角のある形などいろいろな形状に成型しやすい。OTC目薬の場合は，高い透明性や様々な形状によるファッション性も必要とされているのかもしれない。しかしながら，PET樹脂はPP樹脂やPE樹脂と比較して容器の硬さが問題となり，それゆえ，より点眼しやすいように扁平な形状をしている場合が多く，1本10〜15mL前後入っている。さらに，点眼時に刺激感（爽快感）を感じさせるようにメントールやカンフル（樟脳）などのような清涼化剤が配合される場合も多く，これらの清涼化剤が容器に吸着しにくいという特性も持っている（着香性）。

3　点眼容器と1滴量

　錠剤やカプセル錠は錠剤数あたりの包装で処方，調剤されるので，患者の服薬終了までの期間は，製品に関係なく容易に計算できる。一方，点眼剤は

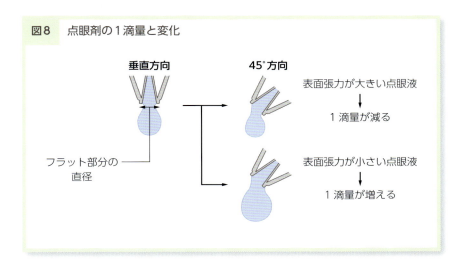

図8　点眼剤の1滴量と変化

　1瓶単位で処方，調剤されるので，点眼1滴量が明確でなければ1瓶あたりの総滴数が計算できず，それゆえ服薬終了までの期間は予測できない。
　それでは，1滴量はどのようにして決まるのか。第一に，点眼液の液性（表面張力や粘度など）によって決まり，それゆえ点眼容器は同じであっても製品ごとに1滴量は異なる。第二に，容器のノズル部先端のフラット部分の直径によっても決まり，ノズル部の穴径はほとんど影響しない。また，容器の材質や硬さによって1滴量が変化することはほとんどない。
　さらに患者が点眼する角度によっても1滴量は変化し，以上のことをまとめて図8に示す。高齢者の場合，顎を上げて上を向いて点眼することがむずかしく，点眼角度がバラバラとなる。このような患者の点眼角度や製品に関係なく，一定した1滴量（理想は約25μL）の点眼が可能な容器構造の工夫が今後，さらに求められる。

C 点眼剤の正しい使い方指導

1 正しい点眼の定義

　点眼剤が点眼するという行為のもとにその意義が達成される医薬品であることを前述した。患者が点眼するという行為に対する動機づけには，以前は"コンプライアンス"という医療従事者から患者への一方通行的な指示に無条件に従うという点眼遵守の高さで説明されていた。しかし最近で

臨床ワンポイント　OTC医薬品（目薬）

　薬局，ドラッグストアで処方箋なしに購入できる医薬品であるOTC医薬品（一般用医薬品，市販医薬品とも呼ばれる）は，その含有する成分などにより，以下の4つの区分に整理することができる。なお，OTCとは，カウンター越しに対面販売でくすりを買うOver The Counterの頭文字から由来している。

❶要指導医薬品：OTC医薬品として初めて市場に登場したもので，その取扱いに十分な注意を要することから，販売に先立って薬剤師が需要者の提供する情報を聞くとともに，書面による当該医薬品に関する説明を行うことが原則とされている。そのために，生活者が薬剤師の説明を聞かずに購入することができないよう，すぐに手の届かない場所に陳列などすることとされている。

❷一般用医薬品
  1. 第1類医薬品：副作用，相互作用などの項目で安全性上，特に注意を要するもの。
  2. 第2類医薬品：副作用，相互作用などの項目で安全性上，注意を必要とするもの。主なかぜ薬や解熱剤，鎮痛剤など日常生活で必要性の高い製品が多くある。
  3. 第3類医薬品：副作用，相互作用などの項目で第1類医薬品や第2類医薬品の相当するもの以外の一般用医薬品。OTC目薬は大半がこの区分に入る。

は，患者自身が疾患についての理解を深めた上で治療や点眼の必要性を十分に理解，納得し，自分の意志で積極的に点眼を継続することを目指す"アドヒアランス"（第6章 臨床ワンポイント：アドヒアランス参照）の高さがどうであるかという概念が定着してきている．

特に緑内障のように，患者にとって長期の点眼治療が必要であるにもかかわらず，自覚症状の乏しい慢性進行性疾患である場合，従来のコンプライアンスという概念では，患者に継続した治療を続けてもらうのは難しくなっているといえる．さらに，自覚症状の強いドライアイのような慢性疾患の場合でも，一時的な自覚症状の改善により，患者が自己判断で点眼を中断するケースもあり，このような疾患の場合でも，アドヒアランスの重要性が議論されるようになっている．

こう考えると，正しい点眼の定義としては，ただ単に点眼を上手にするという切り口での説明（狭義の説明）だけではなく，アドヒアランスの流れに沿った患者との合意形成がなされるものでなければならない．すなわち，疾患の理解，点眼剤治療の理解，正しい毎日の点眼の実行という3つのステップが表現され，さらに正しい毎日の点眼には，識別性（複数の点眼剤を間違えずに点眼），正確性（眼の上に正確に1滴を点眼），継続性（毎日，負担なく点眼）の3つが重要項目となる．それゆえ，正しい点眼の定義としては，これら3つのステップと3つの重要項目を総合的に表現した新しい定義が必要といえる（広義の説明）．

次にこれらの中で，患者との継続したコミュニケーションが最も重要と考えられる毎日の点眼の正確性を確保するための点眼指導について，より詳しく解説する．

2 点眼方法の指導

点眼方法の指導は，自己点眼を行う場合と小児や高齢者などに対して介助者が点眼を行う場合とに大別される．ここで，両方に共通する問題として，点眼は何滴すればよいかという質問がよくある．患者の中には，「点眼剤で洗眼するようにしないと効かない」「点眼剤が溢れ出してこないと十分な量が点眼されていない」と考えている場合がある．

結膜嚢の最大容量は約30μLであり，そこには約7μLの涙液が貯留している。したがって，結膜嚢の残り容量は23μLとなる。一方，点眼剤の1滴量は，前述したように製品ごと，点眼角度によって変化するが，おおよそ30～50μLであり，これらのことから，点眼剤は1滴の点眼で十分であり，余分な点眼液は涙道に流れ出すか，眼外に溢れ出す計算になる。

a 自己点眼の意義と注意点

　一人暮らしの高齢者が増えているという現状を考えたとしても，患者のQOLの向上を図る上でも，患者自らが点眼する，すなわち，自己点眼を実現することは，人に頼らず自分でするという点で意義深いものがあるといえる。

　高齢者の場合，まず理解力，記憶力，視力の低下があることを前提とする必要があるが，特に眼疾患患者の場合は，短期的あるいは長期的な視覚障害状態にあるといえるので，これらの中で視力の低下ということはより重要と考える。

　自己点眼の注意点は，①点眼準備，②点眼法，③点眼後の処置からなる（図9）。

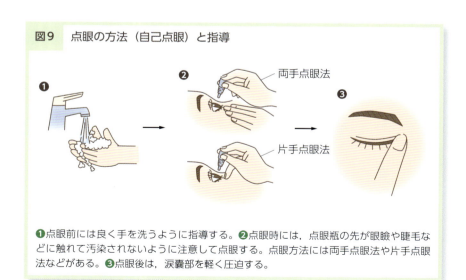

図9　点眼の方法（自己点眼）と指導

❶点眼前には良く手を洗うように指導する。❷点眼時には，点眼瓶の先が眼瞼や睫毛などに触れて汚染されないように注意して点眼する。点眼方法には両手点眼法や片手点眼法などがある。❸点眼後は，涙嚢部を軽く圧迫する。

❶**点眼準備**：まず，点眼を行う前には手洗いを行い，手指を清潔にする。図10に点眼剤の汚染経路を調査した結果を示すが，手指を介した汚染が多いことがわかる。次に，点眼しようとする点眼剤が間違いないことを点眼容器ラベルにより確認する。ただし，片仮名の製品名は覚えにくく，また，患者はキャップの色で識別しているケースが多いので[6]，点眼剤処方時の患者理解度向上に向けた工夫が重要とある。必要に応じて，患者の理解が可能な識別シールなどの資材を用いる。

　また，複数の点眼剤を使用している場合には，点眼時のチェックリストを作成して各点眼剤の用法・用量を遵守させる工夫が求められる。さらに，点眼剤に類似した容器に入っている水虫薬などの誤用を避けるためにも，点眼前の薬剤確認は重要である。最後に，点眼する時間帯については，朝，昼，夜などの理解に幅のある表現ではなく，患者の仕事，趣味，食事，入浴，睡眠などのライフスタイルに合わせたタイミングを設定することも多くなってきている（緑内障ガイドライン第3版）。

❷**点眼法**：点眼の方法には，片手点眼法と両手点眼法とがあり（図9），点眼時の開瞼の方法には，下眼瞼垂法と両瞼開眼法とがある（図11）。基本的には，下眼瞼を下に引き，下眼瞼結膜から円蓋部をねらって点眼する方法が易しい点眼法であるとされる。

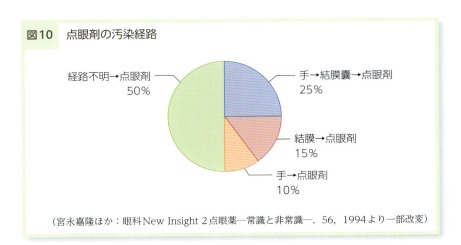

図10　点眼剤の汚染経路

経路不明→点眼剤　50%
手→結膜嚢→点眼剤　25%
結膜→点眼剤　15%
手→点眼剤　10%

（宮永嘉隆ほか：眼科New Insight 2 点眼薬―常識と非常識―．56，1994より一部改変）

図11　点眼時の開瞼方法

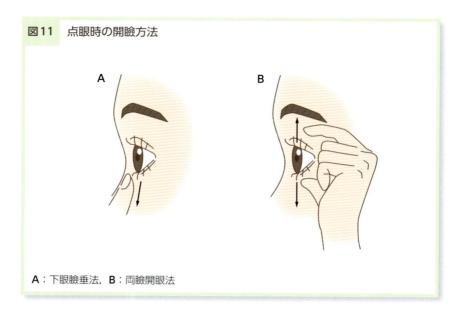

A：下眼瞼垂法，B：両瞼開眼法

図12　げんこつ法による点眼方法

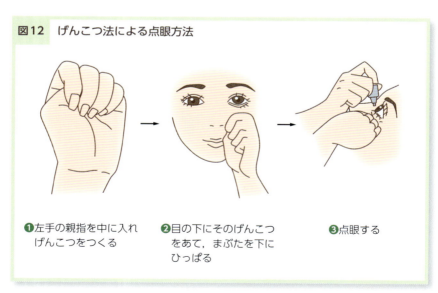

❶左手の親指を中に入れげんこつをつくる　❷目の下にそのげんこつをあて，まぶたを下にひっぱる　❸点眼する

点眼に際しては，点眼容器が汚染されないように気をつける指導が必要である。点眼容器の先を手で触らないこと，点眼容器の先が睫毛や眼瞼に触れないようにすることなどが注意点である。また，点眼容器の先を結膜に触れさせて点眼している患者がいるが，点眼時に結膜嚢内の涙液を吸引してしまい（図2），点眼容器内の汚染の原因となることがある。こういう場合，げんこつ法という点眼法が用いられたり（図12），手指の動きが十分でない患者の場合は図13のような専用の器具（点眼補助具）や他の自家製器具も考案されている。なお，これらの点眼補助具に求められる要件としては，患者が使いやすく，継続使用ができることが重要であることから，表11のように考えられる。

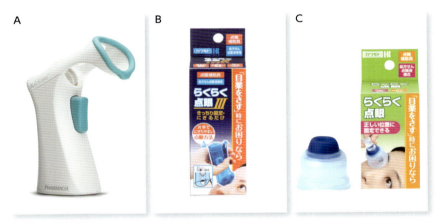

図13 点眼補助具
A：Xal-Ease（ファイザー），B：らくらく点眼Ⅲ（川本産業），C：らくらく点眼（川本産業）

表11 点眼補助具に求められる要件
❶点眼ノズル先端部分が眼瞼や睫毛につかない高さが確保できる
❷点眼可能な角度の範囲が大きい
❸点眼容器の脱着が簡単にできる
❹手指の少しの動きで点眼できる
❺手を目の上の適切な位置に持ってこなくても点眼できる

❸**点眼後の処置**：点眼後は閉瞼し，涙道部から点眼液が流出するのを防止するために，涙嚢部を1～2分圧迫する。点眼後の瞬目の繰り返しは，絶対に行わない。涙嚢部の圧迫により，結膜嚢内に点眼液が滞留する時間が長くなり，点眼剤の効果が安定する。また，アトロピンやβ遮断剤などのように，全身への影響が懸念されている点眼剤では，涙嚢部を圧迫して，涙道への流入を防止することで，全身への影響を最小限にすることができる。溢れ出た点眼液は，清潔な脱脂綿やガーゼで拭き取る。点眼後の適切な処置により，点眼剤が確実に効果を発揮するようになり，眼瞼皮膚炎や睫毛異常などの点眼剤による有害事象を防止することが可能となる。

b 小児への点眼介助

小児に対する点眼介助は，次の注意点に留意して行うように指導する。

❶点眼の恐怖心を取り除き確実に点眼できるようにするために，膝枕で仰臥位にさせて点眼する（図14）。過剰な涙により点眼剤の効果が低下するため，いやがって泣いている時に無理矢理点眼しないようにする。また，冷蔵庫に保管していた点眼剤をすぐに点眼すると，冷たいことでびっくりして泣き出すことがあるので，手で少し温めてから点眼するとよい。

図14　点眼介助の方法（小児）1

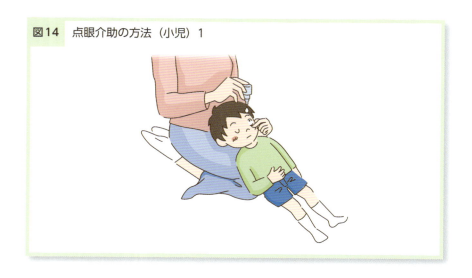

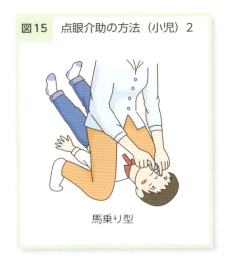

図15 点眼介助の方法（小児）2

馬乗り型

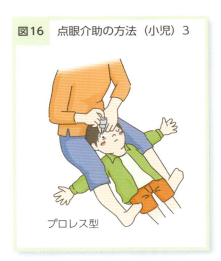

図16 点眼介助の方法（小児）3

プロレス型

❷点眼時に動かないよう，確実に固定する。固定する必要がある場合には，子供を仰臥位にして，点眼介助者の両膝で子供の両肩を固定して点眼する（図15，図16）。点眼時の固定は，急に暴れ出して点眼容器や介助者の手指で眼球を傷つけることを予防する目的であり，その重要性を介助者に十分認識させるよう指導する。

❸点眼は，親子のコミュニケーションツールとしても重要なことがある。心因性弱視に対して，「だっこ点眼法」という治療が報告されている。この点眼法は，患児に対する介助者（主に母親）の点眼が治療に有効といえる。

3 複数の点眼剤を使用する場合の点眼指導

　点眼剤治療を受ける患者の約半数は2剤以上の点眼剤を使用している。特に，緑内障患者の場合は，3剤，4剤というのも珍しくない。錠剤などの経口薬の場合は，一度に複数の錠剤を服用することも可能であるが，点眼剤の場合は，1剤ごとの点眼となる。したがって，何故複数の点眼剤が必要なのかということを患者が十分理解していないと，点眼しない点眼剤が生じる可能性もあり，せっかく眼科医が処方した治療法が正しく生かされない。この患者の十分な理解の上で，次の指導を行う。

a 点眼順序

点眼剤を複数使用する場合の点眼順序には，次の4つの原則がある。

❶ マレイン酸チモロールと塩酸ジピベフリンは点眼順序によって眼圧下降効果が異なることが報告されていて，このように異なる薬理作用を有する点眼剤の複数使用の場合などは，眼科医の指示が重要で，それに従う。
❷ 点眼剤に期待する効果の優劣がある場合には，より効果を期待する点眼剤を後に点眼する。これは，最初に点眼した点眼剤の主成分が眼組織に十分移行する前に，後から点眼した点眼剤によって眼表面から洗い流されてしまうからである。
❸ 水溶性点眼剤と懸濁性点眼剤を併用する場合には，懸濁性点眼剤の主成分が吸収される前に洗い流されないように，懸濁性点眼剤を後から点眼する。同様に，結膜嚢内の滞留時間を延長させて薬効を高めるよう工夫されている点眼剤に対しては，懸濁性点眼剤と同様の配慮をする。
❹ 点眼剤と眼軟膏を併用する場合には，軟膏の基剤が水溶性点眼剤の吸収を妨げる恐れがあるため，眼軟膏より先に水溶性点眼剤を点眼する。

b 点眼間隔

複数の点眼剤を使用する場合には，1剤目点眼と2剤目点眼との間隔を5分以上開けるように指導する。点眼間隔が十分とれない場合には，2剤目の点眼剤で1剤目の点眼剤を洗い流していることになり，主成分の吸収が高度に妨げられているとされている。また，結膜嚢内の滞留時間を延長させる工夫がされている点眼剤（例えばチモプトール® XE点眼液）を併用する場合には，個々の点眼剤ごとに前後の点眼間隔が指導されている。

D 点眼剤の保管

医療用点眼剤は，安定性試験に基づいて保管方法が決められている。安定性試験は，❶長期保存試験，❷加速試験，❸苛酷試験からなり，長期保存試験は指定された温度条件での使用期限，苛酷試験は保管方法の根拠となる

表12 点眼剤の保存：冷所保存の点眼剤

一般名	商品名	薬効分類
ラタノプロスト	キサラタン点眼液	抗緑内障薬
ラタノプロスト・チモロールマレイン酸塩	ザラカム配合点眼液	抗緑内障薬
ジクロフェナクナトリウム	ジクロード点眼液	非ステロイド性抗炎症薬
チモロールマレイン酸塩	リズモンTG点眼液	抗緑内障薬
ベタメタゾンリン酸エステルナトリウム・フラジオマシン硫酸塩	点眼・点鼻用リンデロンA液	副腎皮質ステロイド薬

(臨床ワンポイント：安定性試験)。

　保管上の注意点は，光と温度である。点眼剤を安定に保つためには，基本的には遮光下での保管が重要である。特に，遮光保存が義務づけられている点眼剤の場合は，添付の遮光袋に入れて保管する。欧米では白色不透明の遮光容器が使用されて遮光袋は不要だが，日本薬局方の点眼剤は「点眼剤の不溶性異物検査法」によって，肉眼でたやすく検出される不溶性異物を認めないと規定されていて，不透明な点眼容器を使用することはできない。遮光保存が必要のない点眼剤の場合でも，室内光は大丈夫であるが，太陽光が直接当たるような窓際や車のダッシュボードの上などでの保管は禁止する。

　一方，保管温度は室温保存の点眼剤がほとんどであるが，温度により不安定になる点眼剤には，「10℃以下保存」「冷所保存」などの条件が添付文書に記載されている（表12）。用時溶解型（二剤型）の点眼剤の場合は，溶解前の保管条件とともに，溶解後の保管条件（溶解後，冷所3週間など）も規定されている（表13）。

使用期限

　点眼剤の使用期限については，開封前と開封後とに分けて考える必要があ

表13 点眼剤の保存：用時溶解型点眼剤の使用期間

一般名	商品名	保管方法・使用期限	薬効分類
ピレノキシン	カタリンK点眼用0.005%	冷所に遮光して保存し，3週間以内に使用	白内障治療薬
セフメノキシム塩酸塩	ベストロン点眼用0.5%	冷所に保存し，7日以内に使用	セフェム系抗菌薬
グルタチオン	タチオン点眼用2%	冷所（1〜15℃）保存し，できるだけ速やかに使用すること（4週間以内）	白内障治療薬
エリスロマイシンラクトビオン酸塩・コリスチンメタンスルホン酸ナトリウム	エコリシン点眼液	溶解後7日以内に使用	エリスロマイシン・コリスチン配合抗菌薬
ジピベフリン塩酸塩	ピバレフリン点眼液0.04%，0.1%	溶解後1カ月以内に使用	緑内障治療薬

る。最近の点眼剤の多くは開封・未開封がわかる包装になっているが，これは改ざん防止というより，患者がその点眼剤を使用中か未使用かの判別に役立つ。開封前であれば，点眼容器ラベルに記載されている使用期限に従う。開封後の使用期限については，規定されている点眼剤と規定されていないものとがある。用時溶解型の点眼剤の場合には，薬効が十分担保できる期間として使用期限が表示されている（前述の表13）。

また，開封後の使用期限が設定されていない点眼剤の使用期限に関しては，5mL容器の医療用点眼剤であれば，中身の点眼液の汚染など考慮して約1カ月と考えられている。これは，1日2回以上の点眼剤であれば，毎日正しく点眼していれば1カ月以内に点眼液が消費される計算となる。それゆえ，1日1回点眼の点眼剤の場合は，2.5mL容量となっている。しかし，点眼剤の使用の仕方によっては，点眼液の汚染がもっと早くに進行する可能性があるため，患者には正しい使用方法を遵守させるとともに，点眼液の変色や混濁などに注意するよう指導する。

（河嶋洋一）

臨床ワンポイント　安定性試験

　安定性試験は，長期保存試験，加速試験，苛酷試験からなり，その試験方法は日本薬局方に規定されている．

　長期保存試験は原薬または製剤の物理化学的および生物学的性質が適正に保持されていることを評価する試験であり，保存条件，期間を設定するための基本的なデータとなる．

　加速試験は安定性を短期間で推定すると同時に，流通期間中に起こりうる貯蔵方法の短期的な変化を評価するために実施する試験である．製剤処方の変更，容器の変更，医療用後発品または一般用医薬品の申請の際に実施される．

　苛酷試験は温度，湿度，光について苛酷な条件が設定され，品質の変化を予知する試験であるとともに，遮光保存の必要性を判断する試験でもある．また，それぞれの条件での分解物を短期的に見つけ，それらの分解物が製剤の有効性，安全性などに影響するかどうか判断する材料とする．

文献

1) 厚生労働省：第十六改正薬局方, 2011
2) Uematsu M, Kumagami T, Shimoda K et al：Influence of alkyl chain length of benzalkonium chloride on acute corneal epithelial toxicity. Cornea 29：1296-1301, 2010
3) Okahara A, Tanioka H, Takada K et al：Ocular toxicity of benzalkonium chloride homologs compared with their mixtures. J Toxicol Pathol 26：343-349, 2013
4) 福田正道, 矢口裕基, 萩原健太ほか：ラタノプロスト後発品点眼薬の角膜上皮障害と点眼薬の家兎眼内移行動態. 医学と薬学 68：283-290, 2012
5) 兵頭涼子, 溝上志朗, 川崎史朗ほか：高齢者が使いやすい緑内障点眼容器の検討. あたらしい眼科 24：371-376, 2007
6) 高橋嘉子, 井上結美子, 柴田久子ほか：緑内障点眼薬識別法とリスク要因. あたらしい眼科 29：988-992, 2012

2 感染症治療薬

I. 抗菌薬

A 抗菌点眼薬を理解するための基礎知識

1 病原菌の基礎知識

　抗菌点眼薬による治療が適応される眼感染症としては，麦粒腫，眼角眼瞼炎，涙嚢炎，細菌性結膜炎，細菌性角膜炎および細菌性眼内炎などが挙げられる。これらの眼感染症の好発原因菌は疾患により異なる他，年齢によっても異なる。

　病原菌はグラム染色によりグラム陽性菌とグラム陰性菌とに分類され，また形態学的に球菌と桿菌とに分類される。前眼部感染症の原因菌としては，グラム陽性球菌またはグラム陰性桿菌が高頻度で分離されている（表1）。治療は，グラム陽性球菌に対しては，セフェム系およびフルオロキノロン系抗菌点眼薬が第一選択薬となり，グラム陰性桿菌に対しては，アミノグリコシド系およびフルオロキノロン系抗菌点眼薬が第一選択薬になるなど，グラム陽性菌とグラム陰性菌とでは選択する抗菌薬の種類が異なる。眼感染症の診断のための微生物学的検査には，塗抹標本検査と細菌分離培養検査とがある。病巣擦過物や眼脂の塗抹標本検査（グラム染色）は，治療の方向性を迅速に決定するための重要な検査法であるといえる。しかし，塗抹標本検査の

表1　前眼部感染症の代表的起炎菌

	グラム染色			
	グラム陽性		グラム陰性	
	球菌	桿菌	球菌	桿菌
涙嚢炎	・黄色ブドウ球菌 ・CNS ・レンサ球菌属 ・肺炎球菌			
結膜炎	・黄色ブドウ球菌 ・レンサ球菌属 ・肺炎球菌	・コリネバクテリウム属	・淋菌	・インフルエンザ菌 ・モラクセラ属
角膜炎	・黄色ブドウ球菌 ・CNS ・レンサ球菌属 ・肺炎球菌			・緑膿菌 ・セラチア ・モラクセラ属 ・GNF

CNS：コアグラーゼ陰性ブドウ球菌
GNF：ブドウ糖非発酵グラム陰性桿菌

欠点としては原因菌の確定が困難なこと，および薬剤感受性試験が行えないことなどが挙げられている。

　一方，細菌分離培養検査は迅速性に欠けるが，原因菌の同定と薬剤感受性試験により感受性のある抗菌薬や薬剤耐性菌の検出が行えるという利点がある。検査検体量が少量の場合は，どちらの検査を優先させるかの判断が必要となる。

2　抗菌点眼薬の基礎知識

a　抗菌薬の種類と作用機序

　抗菌薬は，その作用機序により①細胞壁合成阻害薬，②蛋白質合成阻害薬，③核酸合成阻害薬，④葉酸合成阻害薬などに分類される（図1）。
　作用機序により現在販売されている点眼薬を分類すると，細胞壁合成阻害薬にはセフェム系抗菌薬，蛋白質合成阻害薬にはアミノグリコシド系，マクロライド系，クロラムフェニコール系抗菌薬など，核酸合成阻害薬にはフル

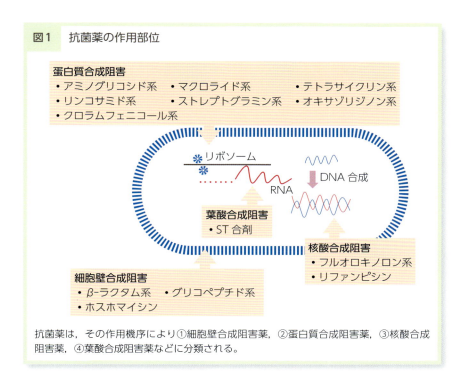

図1 抗菌薬の作用部位

抗菌薬は，その作用機序により①細胞壁合成阻害薬，②蛋白質合成阻害薬，③核酸合成阻害薬，④葉酸合成阻害薬などに分類される。

オロキノロン系抗菌薬などが含まれるが，葉酸合成阻害薬に分類される点眼薬は販売されていない。

❶細胞壁合成阻害薬

細胞壁合成阻害薬には，$β$-ラクタム系抗菌薬，ホスホマイシン，サイクロセリン，グリコペプチド系抗菌薬などが含まれる。$β$-ラクタム系抗菌薬は，さらにペナム系，ペネム系，カルバペネム系，セフェム系，オキサセフェム系，モノバクタム系抗菌薬などに分類される。

$β$-ラクタム系抗菌薬は細菌の外膜に存在するポーリンを通過し，細胞壁合成酵素であるペニシリン結合蛋白（PBP）に結合して，細胞壁の合成を阻害する（図2）。グリコペプチド系抗菌薬は，細胞壁に存在するペプチドグリカン末端のD-アラニル-D-アラニンに直接結合することにより，細胞壁の合成を阻害する。

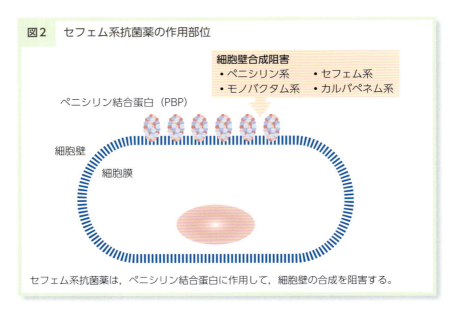

図2 セフェム系抗菌薬の作用部位

セフェム系抗菌薬は，ペニシリン結合蛋白に作用して，細胞壁の合成を阻害する。

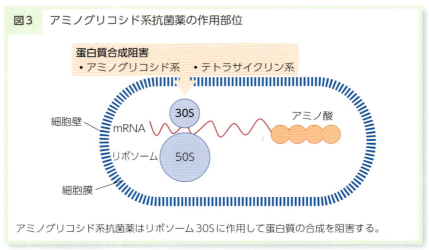

図3 アミノグリコシド系抗菌薬の作用部位

アミノグリコシド系抗菌薬はリボソーム30Sに作用して蛋白質の合成を阻害する。

❷蛋白質合成阻害薬

　蛋白質合成阻害薬は，細菌の内膜を通過して細胞質に入り，70Sリボソームの30Sや50Sサブユニットに結合することで蛋白質合成を阻害する（図3）。

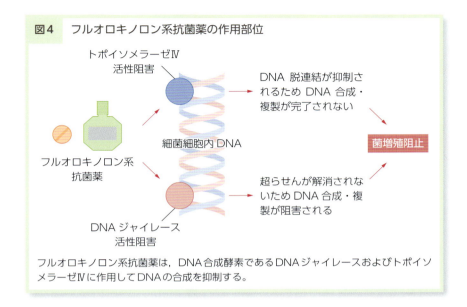

図4　フルオロキノロン系抗菌薬の作用部位

フルオロキノロン系抗菌薬は，DNA合成酵素であるDNAジャイレースおよびトポイソメラーゼⅣに作用してDNAの合成を抑制する。

　蛋白質合成阻害薬には，アミノグリコシド系，テトラサイクリン系，マクロライド系，クロラムフェニコール系抗菌薬が含まれるが，アミノグリコシド系抗菌薬は殺菌作用が強く，濃度依存性で，post-antibiotic effect（PAE）（後述）に優れているとされる。一方，テトラサイクリン系，マクロライド系，クロラムフェニコール系抗菌薬は殺菌作用が弱く静菌的である。

❸核酸合成阻害薬

　核酸合成阻害薬の代表はフルオロキノロン系抗菌薬とリファンピシンである。

　核酸合成阻害薬は細菌の細胞質内へと移行して作用し，フルオロキノロン系抗菌薬ではDNAジャイレースおよびトポイソメラーゼⅣに結合し（図4），リファンピシンではDNA依存性RNAポリメラーゼに結合してRNA合成を阻害する。

❹葉酸合成阻害薬

　葉酸合成阻害薬の代表は，スルファミン類のST合剤であり，細菌の葉酸合成系を阻害することで作用するとされている。

b 最小発育阻止濃度（MIC）

最小発育阻止濃度（minimum inhibitory concentration；MIC）は，一夜の培養で微生物の発育を阻止するのに必要な抗菌薬の最小濃度をいう。

MICは，実験的に抗菌薬の効果，または細菌の抗菌薬に対する抵抗性をみる指標であるとされ，同系列の薬剤間ではMICが小さいほど抗菌力が強いと判断される。また，MICが大きい場合には，耐性菌である可能性を考える。耐性と感受性とを分ける薬剤濃度をブレイクポイントと呼ぶが，ブレイクポイントは菌種ごとに定められている。

c 房水内最高濃度値（AQCmax）とAQCmax/MIC

房水内最高濃度値（AQCmax）は，抗菌点眼薬の眼組織内移行の指標となるとして提唱されたもので，AQCは房水aqueousと濃度concentrationとを合わせた造語である。

AQCmaxの測定法としては，点眼薬を一定量（50μL），15分間隔で点眼し，最終点眼より10，30，120，240分後に前房水を採取して，房水内の薬物濃度を測定する方法などが報告されている[1]。

フルオロキノロン系抗菌薬やアミノグリコシド系抗菌薬などの濃度依存性抗菌薬では，AQCmax/MICが臨床効果を高めるうえで重要な指標となる（図5）。

d Time above MIC

Time above MICは，抗菌薬を作用させる局所で抗菌薬の濃度がMIC以上に維持される時間をいう。

β-ラクタム系抗菌薬やマクロライド系抗菌薬などの時間依存性抗菌薬に対する投与間隔の指標となる（図5）。

e Post-antibiotic effect（PAE）

PAEは，抗菌薬を一定時間細菌に作用させた後，抗菌薬を除いても細菌の増殖抑制作用が残存する現象である。PAE効果時間は白血球数により変化するとされている。

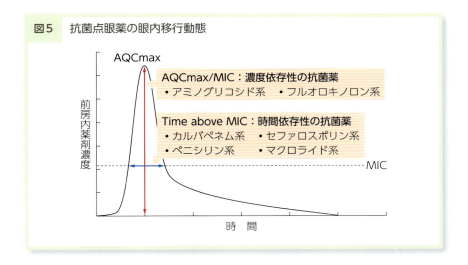

図5 抗菌点眼薬の眼内移行動態

表2 各種抗菌薬とPAE効果時間

抗菌薬	細菌	PAE
β-ラクタム系	グラム陽性球菌	2〜6時間
	グラム陰性桿菌	<1時間
アミノグリコシド系 フルオロキノロン系	グラム陽性球菌	4〜10時間
	グラム陰性桿菌	2〜8時間

PAE：post-antibiotic effect

　グラム陽性菌に対しては，すべての抗菌薬でPAEの効果がみられる。しかし，グラム陰性菌に対しては，フルオロキノロン系抗菌薬およびアミノグリコシド系抗菌薬でみられるものの，β-ラクタム系抗菌薬ではみられない（表2）。PAEを有する薬物では，投与間隔を延長し，1日の投与回数を減らすことができると考えられている。

B 抗菌点眼薬の種類と作用機序

　現在，点眼薬として販売されている抗菌薬の種類は，①セフェム系抗菌薬，②アミノグリコシド系抗菌薬，③フルオロキノロン系抗菌薬，④クロラムフェニコール系抗菌薬，⑤コリスチン配合薬の5種類に大別できる（表3）。

表3　抗菌点眼薬の種類

分類	一般名	商品名（企業名）
セフェム系	セフメノキシム塩酸塩	ベストロン（千寿）
アミノグリコシド系	ゲンタマイシン硫酸塩	ゲンタロール（日本点眼） リフタマイシン（わかもと）
	ジベカシン硫酸塩	パニマイシン（Meijiseikaファルマ）
	トブラマイシン	トブラシン（日東メディック）
フルオロキノロン系	オフロキサシン	タリビッド（参天）*
	ノルフロキサシン	バクシダール（杏林・千寿・武田） ノフロ（日医工）
	ロメフロキサシン塩酸塩	ロメフロン（千寿）
	レボフロキサシン水和物	クラビット（0.5%，1.5%）（参天）
	トスフロキサシントシル酸塩水和物	オゼックス（大塚） トスフロ（日東メディック）
	ガチフロキサシン水和物	ガチフロ（千寿）
	モキシフロキサシン塩酸塩	ベガモックス（日本アルコン）
クロラムフェニコール系	クロラムフェニコール	クロラムフェニコール「ニットー」（日東メディック）
コリスチン配合薬	エリスロマイシンラクトビオン酸塩・コリスチンメタンスルホン酸ナトリウム	エコリシン（参天）**
	クロラムフェニコール・コリスチンメタンスルホン酸ナトリウム	オフサロン（わかもと）

*点眼液と眼軟膏　**眼軟膏のみ

1 セフェム系抗菌薬

セフェム系抗菌薬は，第1世代から第4世代に大別され，それぞれの世代の薬剤には，抗菌力に関して特徴がある。

第1世代はグラム陰性菌に対する抗菌力は弱いが，グラム陽性菌に対して強い抗菌力を持つ薬剤である。第2世代は，大腸菌や肺炎桿菌などの毒性が強い1次感染菌で，かつグラム陰性菌に対して抗菌力を有し，グラム陽性菌に対しても抗菌力を有する薬剤である。第3世代は，緑膿菌やインフルエンザ菌などの二次感染菌でかつグラム陰性菌に対して強い抗菌力を有するが，グラム陽性菌に対する抗菌力は第1・2世代よりも弱い薬剤である。したがって，第3世代セフェム系抗菌薬の頻用がメチシリン耐性黄色ブドウ球菌（MRSA）の増加に繋がるとの指摘もある。そして，第4世代は，黄色ブドウ球菌を含むグラム陽性菌および緑膿菌を含むグラム陰性菌のどちらにも抗菌力を有する薬剤である。

現在点眼薬として販売されているセフメノキシム塩酸塩（CMX；ベストロン®）は，第3世代セフェム系の特徴を有しており，感染性角結膜炎の原因菌として頻度が高いブドウ球菌，肺炎球菌，レンサ球菌，モラクセラ，セラチア，緑膿菌，インフルエンザ菌などに対して広範な抗菌スペクトルを有している（表4，表5）。

セフェム系抗菌点眼薬は，肺炎球菌，溶連菌，インフルエンザ菌に対する第一選択薬であるが，ペニシリン耐性肺炎球菌（PRSP），β-ラクタマーゼ非産生アンピシリン耐性インフルエンザ菌（BLNAR）などの耐性菌に注意が必要である。

2 フルオロキノロン系抗菌薬

フルオロキノロン系抗菌薬は，キノロン環を有する合成抗菌薬で，ナリジクス酸に代表される第1世代，ピペミド酸に代表される第2世代，およびニューキノロン系抗菌薬とよばれる第3世代と第4世代とに分類されている（表6）。

現在，点眼薬として販売されている薬剤は，第3・4世代フルオロキノロ

表4 細菌性結膜炎の代表的原因菌と抗菌点眼薬の選択

抗菌薬 (商品名)	原因菌				
	ブドウ球菌	肺炎球菌	モラクセラ	インフルエンザ菌	淋菌
セフェム系 (ベストロン)	●	●	△	●	●
アミノグリコシド系 (パニマイシン) (トブラシン)	●	○	×	△	△
フルオロキノロン系 (タリビッド) (バクシダール) (ロメフロン) (クラビット) (オゼックス) (ベガモックス) (ガチフロ)	●	○	○	●	○
エリスロマイシン・コリスチン (エコリシン)	△	○	○	●	○
クロラムフェニコール・コリスチン (オフサロン)	○	○	○	○	○

●:第一選択薬として選択可能　○:有効　△:菌株によっては有効　×:無効

ン系抗菌薬である。

　第3世代以降のフルオロキノロン系抗菌薬は，抗菌力の増強，抗菌スペクトルの拡大，組織移行性の改善がなされたため，グラム陽性菌にもグラム陰性菌にも有効であるとされる。作用機序としては，DNA合成に関与する酵素であるDNAジャイレースまたはトポイソメラーゼIVを阻害することで，細菌の増殖抑制に働くとされている（図4）。

　レボフロキサシン水和物（LVFX；クラビット®）はラセミ体であるオフロキサシン（OFLX；タリビッド®）の活性本体であったl体のみを薬剤としたものである（図6）。また，第4世代に属するガチフロキサシン水和物

表5 細菌性角膜炎における抗菌薬（全身薬・点眼薬）の選択

抗菌薬	ブドウ球菌	肺炎球菌	緑膿菌	セラチア	ブドウ糖非発酵グラム陰性桿菌
ペニシリン系	●	●	△	△	△
セフェム系	○	●	△	○	△
カルバペネム系	○	○	○	○	○
アミノグリコシド系	○	×	●	●	×
テトラサイクリン系	●	○	○	△	
マクロライド系	●	●	×	×	×
フルオロキノロン系	●	○	●	●	△

●：第一選択薬として選択可能　○：有効　△：菌株によっては有効　×：無効
ブドウ糖非発酵グラム陰性桿菌：
- *Burkholderia cepacia*　・*Stenotrophomonas maltophilia*　・*Chryseobacterium* sp.
- *Acinetobacter* sp.　・*Achromobacter* sp.

表6 フルオロキノロン系抗菌薬の分類

世代	分類	薬剤
第1世代	オールドキノロン	ナリジクス酸
第2世代	オールドキノロン	ピペミド酸
第3世代	ニューキノロン	NFLX・OFLX・ENX CPFX・LFLX・TFLX SPFX・LVFX
第4世代	EMQ（8-メトキシキノロン）	GFLX・MFLX

NFLX：ノルフロキサシン，OFLX：オフロキサシン，ENX：エノキサシン，CPFX：シプロフロキサシン，LFLX：ロメフロキサシン，TFLX：トスフロキサシン，SPFX：スパルフロキサシン，LVFX：レボフロキサシン，GFLX：ガチフロキサシン，MFLX：モキシフロキサシン

（GFLX；ガチフロ®）とモキシフロキサシン塩酸塩（MFLX；ベガモックス®）は，キノロン骨格の8位の位置にメトキシ基を持ち，8'-メトキシキノロン（EMQ）とも呼ばれる（図7）。DNAジャイレースおよびトポイソメ

図6　オフロキサシンとレボフロキサシンの構造式

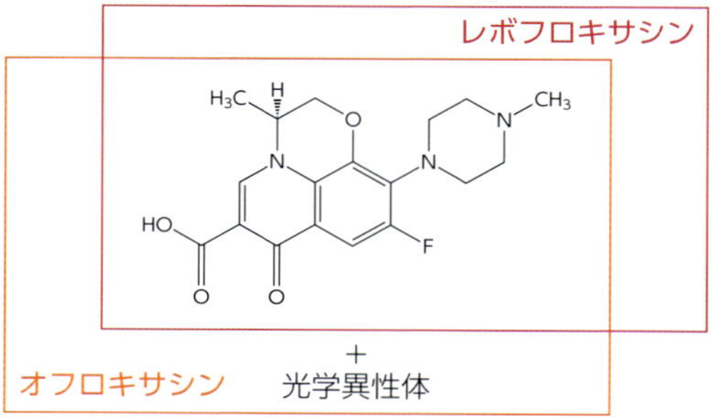

オフロキサシンには，光学異性体が混在しているが，レボフロキサシンでは薬理効果を有するものだけで構成されている。

図7　第4世代フルオロキノロン系抗菌薬の構造式

モキシフロキサシン　　　ガチフロキサシン

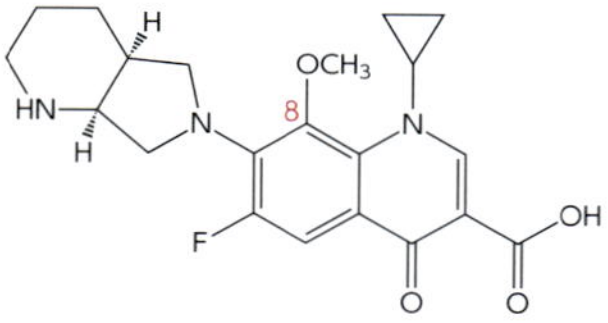

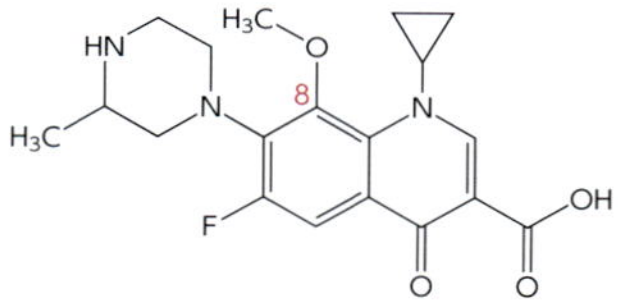

キノロン骨格の8位の位置にメトキシ基を有する。

ラーゼIVの両者に対して高い阻害作用を有する点が特徴とされ，高い抗菌力と広いスペクトルが維持されている（図8）[2]。

　フルオロキノロン系抗菌薬は，莢膜を有する肺炎球菌が抵抗性を示す薬剤がある他，メチシリン耐性黄色ブドウ球菌（MRSA），フルオロキノロン耐性淋菌などの耐性菌に対して使用する場合に注意を要する。

3　アミノグリコシド系抗菌薬

　アミノグリコシド系抗菌薬は，蛋白質合成阻害を作用機序とする殺菌的作

図8 各種フルオロキノロン系抗菌薬のDNAジャイレース・トポイソメラーゼIVに対する効果

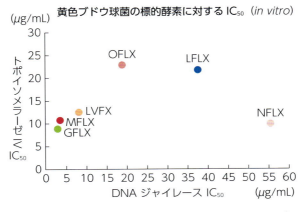

● ガチフロキサシン（GFLX），● モキシフロキサシン（MFLX），● レボフロキサシン（LVFX）では，DNAジャイレースとトポイソメラーゼIVの両者に対して効果が強い。
● OFLX：オフロキサシン　● LFLX：ロメフロキサシン　● NFLX：ノルフロキサシン

（文献2より引用改変）

臨床ワンポイント

IC_{50}

50％阻害濃度（IC_{50}）は，特定の薬物またはその他の物質（阻害薬など）が生物学的プロセスまたは酵素，細胞，受容体，微生物などのプロセスの要素を半数阻害する濃度である。したがって，より低い値を示す薬物または物質が阻害薬または阻害剤としての効果が高いと解釈される。アメリカ食品医薬品局（FDA）は，IC_{50}を，*in vitro*における50％阻害のために必要な薬物濃度としている。

用が主である。

　抗菌スペクトルは，グラム陽性菌およびグラム陰性菌に感受性があり，広域スペクトルを持つとされている。特に緑膿菌に対して強い抗菌力を有し，ブドウ球菌にも抗菌作用を有する点が特徴とされている。緑膿菌を除くブド

ウ糖非発酵グラム陰性桿菌に対しては無効である点に注意が必要である（表5）。

長期使用により濾胞性結膜炎，点状表層角膜症などの薬剤毒性角結膜炎がみられることがある。

4 コリスチンメタンスルホン酸ナトリウム配合薬

a エリスロマイシン・コリスチン配合薬

エリスロマイシンは，蛋白質合成阻害を作用機序とする抗菌薬で，静菌的作用が主であるが，高濃度では殺菌作用もあるとされる。

抗菌スペクトルは，ブドウ球菌を除くグラム陽性菌に感受性があるが，大部分のグラム陰性桿菌に無効なため，比較的狭域スペクトラムとされている。エリスロマイシンがグラム陰性桿菌に対して感受性が低いことを補うためにコリスチンを配合したものが，エリスロマイシンラクトビオン酸塩・コリスチンメタンスルホン酸ナトリウム（エコリシン®点眼液）である。コリスチンは，グラム陰性球菌（淋菌），グラム陰性桿菌（インフルエンザ菌・緑膿菌）などに有効であるとされている。

エリスロマイシン・コリスチン配合薬は，インフルエンザ菌や肺炎球菌による結膜炎に対しては有効とされているが，ブドウ球菌による結膜炎および角膜炎に対しては第一選択薬にはならないことに注意が必要である。

b クロラムフェニコール・コリスチン配合薬

クロラムフェニコールは，グラム陽性菌およびグラム陰性菌に対して感受性があり，広域スペクトルを有する最初の抗菌薬として登場した。しかし，緑膿菌に対しては無効であり，それを補うためにコリスチンを配合したものがクロラムフェニコール・コリスチンメタンスルホン酸ナトリウム（オフサロン®）である。

クロラムフェニコールは，蛋白質合成阻害を作用機序とする抗菌薬で，静菌的作用が主である。抗菌スペクトルはグラム陽性菌およびグラム陰性菌に対して感受性があり比較的広域とされるが，グラム陰性桿菌で多くの耐性菌が出現し，緑膿菌には無効である。また，ブドウ球菌に対する耐性が

できにくい点が特徴であることから，MRSA感染症に対して有用なことがあるとされている。しかし，クロラムフェニコール・コリスチン配合薬は，コリスチンを配合している関係でクロラムフェニコール単独薬よりもクロラムフェニコール濃度が低値である。したがって，MRSAに対してクロラムフェニコール・コリスチン配合薬を使用する場合には臨床症状を詳細に観察しながら効果判定をすべきである。

　また，小児の結膜炎から分離される黄色ブドウ球菌，肺炎球菌，インフルエンザ菌，A群β溶血性レンサ球菌などに高い感受性を有する。

疾患別薬剤選択の方法・治療薬選択のコツ

1 抗菌点眼薬の日常診療での使い方

a 麦粒腫・急性霰粒腫

　麦粒腫もしくは急性霰粒腫の代表的な原因菌は，ブドウ球菌（*Staphylococcus epidermidis*, *Staphylococcus aureus*）である。したがって，抗菌点眼薬は，セフェム系，アミノグリコシド系およびフルオロキノロン系を選択する。抗菌薬の内服を併用することもある。

b 眼角眼瞼炎（眼角眼瞼結膜炎）

　眼角眼瞼炎の原因菌は，*Moraxella lacunata*またはブドウ球菌（*Staphylococcus epidermidis*, *Staphylococcus aureus*）が多く，特に近年ではブドウ球菌によるものが多くみられる。

　両者に有効な抗菌点眼薬は，アミノグリコシド系またはフルオロキノロン系である。オフロキサシン眼軟膏（タリビッド®：1日2～3回）の眼瞼塗付を併用することがある。

c 細菌性結膜炎

　細菌性結膜炎の代表的原因菌としては，小児の場合はブドウ球菌，肺炎球菌，インフルエンザ菌などが挙げられ，高齢者の場合には，ブドウ球菌，肺炎球菌，モラクセラ菌などが挙げられる。また，sexual transmitted disease（STD）としての淋菌結膜炎が新生児，成人にみられるが，乳幼児での発症も散見されるようになっていることに注意が必要である。

　治療は，抗菌薬点眼を中心に行う。原因菌別の抗菌点眼薬選択基準を表4に示してあるが，原因菌が不明の場合には，広域スペクトルを有するフルオロキノロン系またはセフェム系抗菌点眼薬が第一選択である。

　耐性菌に対する治療としては，MRSAに対して，クロラムフェニコール点眼（例：オフサロン®点眼），自家製アルベカシン点眼（表7），バンコマイシン塩酸塩眼軟膏（バンコマイシン眼軟膏0.1％）などが有効とされている。また，点眼薬に対する薬剤感受性が低い細菌に対しては，抗菌薬の全身投与を考慮する。多剤耐性淋菌に対しては，耐性化が少ないとされるセフトリアキソンナトリウム（ロセフィン®）の点滴静注，薬剤耐性インフルエンザ菌に対してはセフェム系であるセフジトレン ピボキシル（メイアクトMS®）の内服などの全身投与を行う場合がある。

d 細菌性角膜炎

　細菌性角膜炎の場合，軽症例では点眼薬などを用いた局所療法単独で，重

表7　アルベカシン自家製点眼液

0.5％アルベカシン点眼液	
薬剤名	アルベカシン硫酸塩（ハベカシン®注，明治製菓）100mg/2mL/A 注射用生理食塩水
調整方法	ハベカシン®注1Aを注射用生理食塩水に溶解して，全量20mLとする。フィルターでろ過し，点眼瓶に分注して使用する
適応疾患	外眼部のMRSA感染症
用法・用量の目安	1回1～2滴・1時間毎点眼
使用期限	冷所保存・2週間

症例では局所療法と点滴静注や内服薬を用いた全身療法とを組み合わせて，治療する。抗菌薬の選択は，細菌の種類により第一選択薬が異なる。表5・8に代表的な原因菌と第一選択薬との関係を示した。

ブドウ球菌の第一選択薬は，β-ラクタム系抗菌薬であるペニシリン系もしくはセフェム系，またはフルオロキノロン系抗菌薬である（表8）。

肺炎球菌に対する第一選択薬は，セフェム系抗菌薬である。第3世代フルオロキノロン系薬は，肺炎球菌が莢膜を有しているために十分な効果が得られない場合があり，第一選択薬にはならない。フルオロキノロン系抗菌薬を使用する場合には，肺炎球菌に対する抗菌力が向上した第4世代フルオロキノロン系抗菌薬を使用する（表8）。

緑膿菌に対する第一選択薬は，アミノグリコシド系またはフルオロキノロン系抗菌薬であるが，どちらの薬剤においても耐性菌（アミノグリコシド耐性緑膿菌，フルオロキノロン耐性緑膿菌）が存在する。現在，眼科領域での耐性化は少ないものの，一般的にはアミノグリコシド系抗菌薬に対する耐性菌が多くみられることから，フルオロキノロン系抗菌薬を第一選択薬にする傾向がある（表5）。

表8 代表的な細菌性角膜潰瘍の診断と点眼薬の選択

	ブドウ球菌	肺炎球菌	緑膿菌
細隙灯顕微鏡写真			
細隙灯顕微鏡所見	・限局性類円形膿瘍 ・潰瘍周囲の円板状混濁	・限局性類円形膿瘍 ・進行縁 ・Endothelial plaque ・前房蓄膿	・類円形膿瘍 ・スリガラス状混濁 ・輪状膿瘍 ・前房蓄膿
第一選択薬（点眼薬）	・フルオロキノロン系 ・セフェム系	・セフェム系 ・第4世代フルオロキノロン系	・アミノグリコシド系 ・フルオロキノロン系
備考	・角膜辺縁潰瘍との鑑別が重要		・グラム陰性桿菌は類似の病変を形成する

薬剤耐性菌

抗菌薬に対する耐性菌が報告されている。代表的な耐性菌を表9に示した。結膜炎の原因菌では，ブドウ球菌，肺炎球菌，インフルエンザ菌，淋菌などで耐性菌がみられ，角膜炎の原因菌では，ブドウ球菌，肺炎球菌，緑膿菌などで耐性菌がみられている（表4，表5）。

感染性結膜炎および感染性角膜炎においては，細菌分離培養検査を行うと同時に薬剤感受性試験を行い，治療薬の薬剤感受性を確認することが重要である。

表9 眼科領域でみられる薬剤耐性菌

略語	名称
MRSA	メチシリン耐性黄色ブドウ球菌 (Methicillin-resistant *Staphylococcus aureus*)
MRCNS	メチシリン耐性コアグラーゼ陰性ブドウ球菌 (Methicillin-resistant coagulase negative *Staphylococcus*)
PRSP	ペニシリン耐性肺炎球菌 (Penicillin-resistant *Streptococcus pneumoniae*)
VRE	バンコマイシン耐性腸球菌 (Vancomycin-resistant *Enterococcus*)
MDRP	多剤耐性緑膿菌 (Multidrug-resistant *Pseudomonas aeruginosa*)
BLNAR	β-ラクタマーゼ非産生アンピシリン耐性インフルエンザ菌 (β-lactamase non-producing ampicillin resistant *Haemophilus influenzae*)
BLPACR	β-ラクタマーゼ産生アモキシシリン・クラブラン酸耐性インフルエンザ菌 (β-lactamase producing amoxicillin/clavulanate resistant *Haemophilus influenzae*)
QRNG	キノロン耐性淋菌 (Quinolone-resistant *Neisseria gonorrhoeae*)

ブドウ糖非発酵グラム陰性桿菌に対する第一選択薬は，テトラサイクリン系抗菌薬である。これは，ブドウ糖非発酵グラム陰性桿菌が緑膿菌とは異なり，アミノグリコシド系抗菌薬に対して感受性が低く，テトラサイクリン系抗菌薬に対して高い感受性を持つためである。テトラサイクリン系抗菌点眼薬は販売されていないため，内服として塩酸ミノサイクリン（ミノマイシン®）などの使用を検討する必要がある。

e コンタクトレンズ関連角膜感染症

　コンタクトレンズ関連角膜感染症の原因菌は，①コンタクトレンズ（CL）汚染由来菌と②レンズケース汚染由来菌とに大別される。CL汚染に由来する細菌は，結膜嚢，眼瞼皮膚または手指の皮膚の常在菌が主体であり，coagulase-negative *Staphylococcus*，黄色ブドウ球菌，レンサ球菌などのグラム陽性菌が多く分離される。レンズケース汚染は，CL汚染と環境微生物汚染とによる混合汚染である。環境微生物としては，グラム陰性菌である緑膿菌およびブドウ糖非発酵グラム陰性桿菌が重要であるが，真菌やアカントアメーバによる汚染の場合もある。

　CL関連角膜感染症の場合は，原因菌を見極めて，グラム陽性菌が疑われる場合にはセフェム系またはフルオロキノロン系抗菌点眼薬を選択し，グラム陰性菌が疑われる場合にはアミノグリコシド系またはフルオロキノロン系抗菌点眼薬を選択する。

f 周術期感染症

　術後感染症は，重篤な術後合併症の一つであるが，感染の機会は術前，術中，術後にわたり存在することから周術期感染症と呼ばれている。

　周術期感染症におけるハイリスク患者としては，①高齢者（MRSA保菌），②糖尿病，③アトピー性皮膚炎，④副腎皮質ステロイド薬の長期使用者，⑤マイボーム腺炎を有する患者などが挙げられる。また，原因菌としては，1)結膜嚢内常在菌：ブドウ球菌属など，2)手術器具汚染：緑膿菌・セラチア属など，3)術中落下菌などが重要である。これらの原因菌による前房内汚染または硝子体内汚染により術後眼内炎が発症する。

周術期減菌化（無菌化）療法には，術前減菌化（無菌化）療法と術後減菌化（無菌化）療法とがある。周術期減菌化療法で使用する抗菌薬の原則として，術前減菌化療法に対しては抗菌力が強い薬剤を選択し，術後減菌化療法に対しては抗菌力が強く，かつ眼内移行が良い薬剤を選択するとされている。

　術前減菌化には，術前3日間を目処に抗菌薬を使用するが，フルオロキノロン系抗菌点眼薬1日4回が推奨されている。ただし術前減菌化にフルオロキノロン系抗菌点眼薬を用いた場合，ブドウ球菌属，コリネバクテリウム属および*Propionibacterium acnes*が減菌されないという欠点があるため，術中のドレーピングなどが重要である。

　術後減菌化療法は，モキシフロキサシンなどのフルオロキノロン系薬の前房内移行が優れていることから，フルオロキノロン系薬の術後7日間の点眼が推奨されている。また，点眼間隔により制菌効果が変化するとされ，ガチフロキサシンにより検討された結果では，2～3時間間隔の点眼が望ましいとされることから，術直後では3時間間隔で点眼を行い，その後1日4回点眼を継続させる方法が検討されている。

2 抗菌点眼薬の副作用

　抗菌点眼薬の場合は，全身薬とは異なり全身的な副作用はほとんどみられないとされる。点眼による眼局所の副作用としては，アミノグリコシド

臨床ワンポイント

Empiric therapy

　感染症治療におけるempiric therapyは，原因菌不明時の経験的抗菌薬投与法として位置づけられている。全身投与の場合には，合成ペニシリンまたは第3世代セフェム系抗菌薬の選択が推奨されている。点眼薬の場合には，広域スペクトルを有し，副作用の少ないフルオロキノロン系点眼薬が選択される。しかし，細菌培養検査による原因菌検索と薬剤感受性試験によって投与薬剤を再評価して，原因菌に特化した治療に移行させることが望ましい。

系薬の濾胞性結膜炎（点眼薬毒性）が挙げられる。

II．抗真菌薬

A 抗真菌薬を理解するための基礎知識

1 真菌性角膜炎

　真菌性角膜炎の原因真菌は，酵母型真菌と糸状真菌とに分類されるが，真菌性角膜炎の臨床所見の特徴は原因真菌により異なる。

　酵母型真菌による代表的真菌性角膜炎は，カンジダ角膜炎である。カンジダ角膜炎は，眼局所の状態がcompromised hostの状態になっている場合に発症することが多く，角膜ヘルペスや水疱性角膜症などの基礎疾患を有している症例や副腎皮質ステロイド点眼薬を長期間使用している症例で発症することが多い。角膜病変の特徴としては，強いデスメ膜皺襞を伴う比較的境界明瞭な円形膿瘍でカラーボタン様と表現される（表10）。

　糸状真菌による代表的真菌性角膜炎としては，フザリウム角膜炎，アスペルギルス角膜炎，セファロスポリウム角膜炎，アルテルナリア角膜炎，ペニシリウム角膜炎などがあげられる。糸状真菌による真菌性角膜炎に共通する角膜所見としては，①辺縁が不規則な角膜潰瘍，②潰瘍辺縁の羽毛様所見（hyphate lesion），③衛生病巣（satellite lesion）の存在，④角膜後面沈着物（endothelial plaque），⑤免疫輪（immune ring），⑥前房蓄膿が挙げられる（表10）。

2 抗真菌薬治療の適応

　治療の基本方針は，病巣擦過，抗真菌薬の全身投与および抗真菌薬の局所投与を併用することである。

　抗真菌薬は，①ポリエンマクロライド系〔アムホテシリンB（AMPH-B）・

表10 代表的な真菌性角膜炎の細隙灯顕微鏡所見

	糸状菌	酵母菌
角膜潰瘍の特徴 ①細隙灯顕微鏡写真		
②細隙灯顕微鏡所見	・潰瘍：境界不明瞭 ・羽毛状混濁（hyphate lesion） ・衛星病巣 ・免疫輪 ・Endothelial plaque	・潰瘍：境界明瞭 ・カラーボタン様潰瘍 ・デスメ膜皺襞
治療薬 (第一選択薬)	ピマリシン ボリコナゾール	ピマリシン フルコナゾール

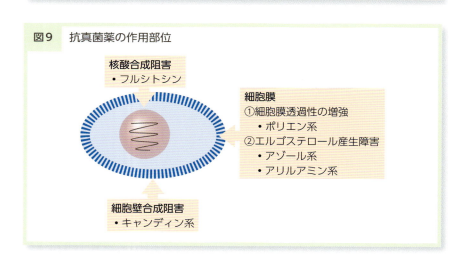

図9　抗真菌薬の作用部位

ピマリシン（PMR）］，②フッ化ピリミジン誘導体［フルシトシン（5-FC）］，③アゾール系［ミコナゾール（MCZ）・フルコナゾール（FLCZ）・イトラコナゾール（ITCZ）・ボリコナゾール（VRCZ）］，④キャンディン系［ミカファンギン（MCFG）］に分類されるが（図9），抗真菌薬として販売されている点眼薬は，ピマリシン（Pimaricin）（表11）だけである。したがっ

表11 抗真菌点眼薬

一般名	ピマリシン	
商品名 (企業名)	ピマリシン点眼液5%「センジュ」 (千寿製薬)	ピマリシン眼軟膏1%「センジュ」 (千寿製薬)
剤　型	水性懸濁点眼薬	眼軟膏
適応症	角膜真菌症	角膜真菌症
用法・用量	1回1〜2滴を1日6〜8回 (適宜増減)	1回滴量を1日4〜5回 (適宜増減)
外　観		

て，ポリエンマクロライド系抗真菌薬に感受性が低い真菌感染症の場合には，点滴注射薬を用いて自家調剤した点眼薬を用いることがある（表12）。

B 抗真菌点眼薬の種類と作用機序

1 ピマリシン（Pimaricin）

　ピマリシンは，直接的膜障害作用により殺菌的作用を有する。*Candida albicans*を主体としたカンジダ属に対して効果が高いとされる。また，フザリウムに対する有効性が報告されている。

　剤型としては，点眼薬（1日6〜8回）と眼軟膏（1日4〜5回）とがある（表11）。眼瞼炎，角膜上皮障害，薬剤アレルギーなどの薬剤毒性が強く，治療時の注意点として挙げられている。

表12 抗真菌薬の自家製剤

点眼液	0.1％アムビゾーム	0.1％フロリード
系統	ポリエンマクロライド系	イミダゾール系
一般名	アムホテリシンB	ミコナゾール
商品名 (企業名)	アムビゾーム点滴静注用50mg (大日本住友製薬)	フロリードF注 (持田製薬)
調整法	注射用アムビゾーム50mg（1バイアル）に注射用水12.0mLを加えて全量12.5mLとした後，メンブランフィルターでろ過しながら，全量を5％ブドウ糖注射液37.5mLに加えて使用する	フロリードF注1mLを生理食塩水9mLに溶解して0.1％フロリード液を作製する。0.1％フロリード液はメンブランフィルターでろ過した後，点眼瓶に分注して使用する
用法の目安	1～2時間毎	1時間毎点眼
保存（使用期限）	冷所保存（1週間）	用時調整

2 自家製抗真菌薬点眼液

　自家製剤は，点滴注射薬を点眼薬として使用する。使用可能な薬剤としてミコナゾール（フロリード®F），フルコナゾール（ジフルカン®），ボリコナゾール（ブイフェンド®），ミカファンギンナトリウム（ファンガード®），アムホテリシンB（アムビゾーム®）などがある（表12）。

　ミコナゾールは，酵母型真菌と糸状真菌の両者に効果が期待できる。フルコナゾールは，酵母型真菌には有効であるが，糸状真菌には効果が期待できない。アムホテリシンBは広域スペクトラムを有し，薬剤耐性が生じにくい薬剤であるとされてきたが，アムホテリシンBデオキシコール酸製剤（ファンギゾン®）では全身投与での腎障害，局所投与での角膜上皮障害などの副作用が問題になっていた。アムホテリシンBリポソーム製剤（アムビゾーム®）により従来の副作用が軽減されたとされている。

0.2%ジフルカン	1%ブイフェンド	0.1%ファンガード
トリアゾール系	トリアゾール系	キャンディン系
フルコナゾール	ボリコナゾール	ミカファンギンナトリウム
0.2%ジフルカン静注液（ファイザー）	ブイフェンド静注用200mg（ファイザー）	ファンガード点滴用50mg（アステラス）
0.2%ジフルカン静注液を希釈せず，注射液のまま無菌的に点眼瓶に分注して使用する	ブイフェンド静注用200mgを生理食塩水で希釈して全量20mL（1%希釈液）とする。メンブランフィルターでろ過した後，点眼瓶に分注して使用する	ファンガード点滴用50mgを生理食塩水で希釈して，全量を50mL（0.1%希釈液）とする。メンブランフィルターでろ過した後，点眼瓶に分注して使用する
1日3回〜頻回	1時間毎	1時間毎
冷所保存（3カ月）	冷所保存（1週間）	冷暗所保存（4週間）

真菌性角膜炎の病型別薬剤選択の方法・治療薬選択のコツ

1 酵母型真菌による真菌性角膜炎

　原因真菌としては，カンジダが挙げられる。
　抗真菌薬の第一選択は，カンジダに対する効果が強いピマリシンまたはフルコナゾールなどのアゾール系を選択する。

2 糸状真菌による真菌性角膜炎

　原因真菌としては，フザリウム，アスペルギルス，セファロスポリウム，アルテルナリア，ペニシリウムなどが代表として挙げられる。
　抗真菌薬の第一選択は，ピマリシンである。糸状菌を含めて抗真菌スペクトルが広いミコナゾールやブイフェンドも有効とされている。難治例では，イトラコナゾールなどの全身投与を併用する。

Ⅲ. クラミジア治療薬

クラミジア治療薬を理解するための基礎知識

　クラミジアは，真核生物に偏性細胞内寄生性を示す原核生物である。クラミジアは，感染性はあるが増殖力のない基本小体（elementary body；EB）と増殖力はあるが感染性のない網様体（reticulate body；RB）との2種類の構造・形態を有する（図10）。EBは，細胞外に存在する場合の形態であり，宿主細胞に感染する。感染した宿主細胞内では，食胞内に寄生したEBがRBへと転換し，増殖する。さらにRBが再びEBへと成熟し宿主細胞を破壊して細胞外へと放出される。テトラサイクリン系薬は，蛋白質合成阻害作用により①EBからRBへの変換抑制，②RBの分裂抑制，③RBからEBへの変換抑制などの効果があるとされている。また，フルオロキノロン系薬は，

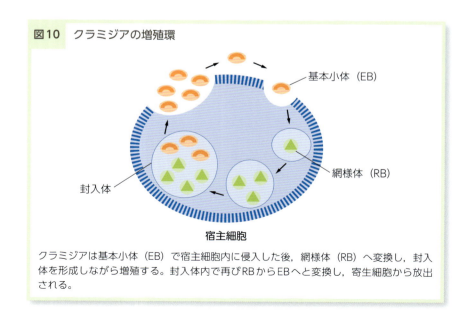

図10　クラミジアの増殖環

クラミジアは基本小体（EB）で宿主細胞内に侵入した後，網様体（RB）へ変換し，封入体を形成しながら増殖する。封入体内で再びRBからEBへと変換し，寄生細胞から放出される。

DNA合成阻害作用によりRBの増殖抑制作用があるとされる。感染細胞内には，EBとRBとが混在するが，クラミジア治療薬は主にRBに対して効果を発揮するため，眼局所への投薬は，頻回かつ長期間必要である。

B クラミジア治療薬の種類と作用機序

　クラミジア結膜炎に対しては，オフロキサシン眼軟膏（タリビッド®眼軟膏）またはエリスロマイシンラクトビオン酸塩・コリスチンメタンスルホン酸ナトリウム眼軟膏（エコリシン®眼軟膏）を1日5回点入する方法で治療を行うのが基本である（図10，表13）。眼軟膏の使用により霧視などを訴え点眼アドヒアランスが低下する場合があるため，点眼指導を十分に行う必要がある。

　トスフロキサシントシル酸塩水和物点眼液（オゼックス®点眼液・トスフロ®点眼液）がクラミジア結膜炎に有用であるとした報告があるが，適応症は取得できていない。

表13　クラミジア結膜炎の局所治療薬

系統	一般名	商品名（企業名）	作用機序
マクロライド系	エリスロマイシンラクトビオン酸塩・コリスチンメタンスルホン酸ナトリウム	エコリシン眼軟膏 （参天）	蛋白質合成阻害 ・基本小体（EB）から網様体（RB）への変換抑制 ・RBの分裂抑制 ・RBからEBへの変換抑制
フルオロキノロン系	オフロキサシン	タリビッド眼軟膏0.3% （参天）	DNA合成阻害 ・RBの増殖抑制

Ⅳ. 抗ヘルペス薬

抗ヘルペス薬を理解するための基礎知識

1 ヒトヘルペスウイルスによる角結膜炎

ヒトヘルペスウイルス（human herpes virus）属には，HHV-1（herpes simplex virus type 1；HSV-1），HHV-2（herpes simplex virus type 2；HSV-2），HHV-3（Vallicella-Zoster virus；VZV），HHV-4（Epstein-Barr virus；EBV），HHV-5（cytomegalovirus；CMV），HHV-6，HHV-7，HHV-8（Kaposi's sarcoma-associated herpesvirus；KSHV）の8つのウイルスが含まれる。HHVが原因となる角結膜炎としては，①結膜炎（HSV-1，HSV-2），②角膜上皮炎（HSV-1，VZV），③角膜実質炎（HSV-1，VZV），④角膜内皮炎（HSV-1，VZV，CMV）などが知られている。

単純ヘルペス角膜炎は，単純ヘルペスウイルス1型（herpes simplex virus type 1；HSV-1）による角膜炎で，角膜炎の病型は，上皮型，実質型および内皮型（輪部型）に分けられる（表14）。また，各病型は，ウイルスが原因で起こる1次病変（基本型）と，治療の結果として起こる2次病変とに分類される（表14）。上皮型病変は，主にウイルスの侵襲により生じる病

表14 単純ヘルペスウイルスの臨床病型

	1次病変（基本型）	2次病変
上皮型	樹枝状角膜炎 地図状角膜炎	遷延性上皮欠損
実質型	円板状角膜炎 壊死性角膜炎	栄養障害性潰瘍
内皮型	角膜内皮炎 （角膜輪部炎）	

変であるのに対して，実質型病変はウイルスに対する生体の免疫反応が関与する病変である．したがって，単純ヘルペス角膜炎は病型により治療の方法が異なる．

2 抗ヘルペス薬治療の適応

　抗ヘルペス薬は，ウイルスDNA合成に関わるプリン・ピリミジン系の核酸に対する核酸アナログであり，三リン酸化されてウイルスDNAに取り込まれ，ウイルス合成を阻害する．

　抗ヘルペス薬として，点眼もしくは眼軟膏が上市されている薬剤はアシクロビルだけである．アシクロビルは，単純ヘルペスウイルスおよび水痘・帯状ヘルペスウイルスに対する治療薬である．

B 抗ヘルペス薬の種類と作用機序

1 アシクロビル

　点眼用のアシクロビル製剤は，3％アシクロビルを含有した眼軟膏（ゾビラックス®眼軟膏）である．アシクロビルは宿主のチミジンキナーゼではリン酸化されないが，単純ヘルペスウイルスのもつチミジンキナーゼは基質特異性が低いためにアシクロビルをリン酸化する．

　リン酸化されたアシクロビルは，デオキシグアノシン三リン酸と競合してウイルスDNAポリメラーゼ活性を阻害し，合成中のウイルスDNAに取り込まれ，その伸長を止めることで効果を発揮すると考えられている（図11）．したがって，アシクロビルはウイルス感染細胞においてのみリン酸化され，ウイルスDNA合成を特異的に抑制するため，きわめて選択性が高いとされている．

　副作用としては，点眼時の点状表層角膜症が指摘されているが，重篤な副作用の報告はない．

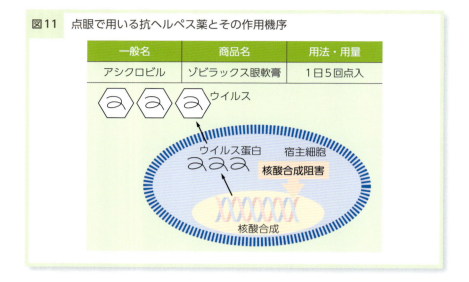

図11　点眼で用いる抗ヘルペス薬とその作用機序

C 単純ヘルペス角膜炎の病型別薬剤選択の方法・治療薬選択のコツ

1 樹枝状角膜炎

　上皮型単純ヘルペス角膜炎（樹枝状角膜炎，地図状角膜炎）に対しては，アシクロビル眼軟膏の1日5回点入を行う。点眼期間は約2週間前後を目安とするが，樹枝状角膜炎の程度により効果が異なるので，角膜炎の臨床所見をみながら判断する。

　また，単純ヘルペスウイルスのウイルス量が多い場合には，点眼治療だけでは効果不十分なことがある。アシクロビル眼軟膏による点眼治療だけでは効果が得られない場合には，アシクロビル（ゾビラックス®）またはバラシクロビル塩酸塩（バルトレックス®）1,000mg/day，もしくはファムシクロビル（ファムビル®）750mg/dayの内服を併用することがある。また，上皮型単純ヘルペス角膜炎の場合，副腎皮質ステロイド点眼薬の使用は禁忌である。

2 円板状角膜炎

　実質型単純ヘルペス角膜炎に対しては，アシクロビル眼軟膏と副腎皮質ステロイド点眼薬との併用を行う。初期には，アシクロビル眼軟膏（1日3回）とベタメタゾンリン酸エステルナトリウム点眼薬（ベタメタゾン：リンデロン®）（1日3回）との併用を行い，病状が軽快すれば両者の点入・点眼回数を漸減する。

　漸減方法としてアシクロビル＋ベタメタゾン1日3回から2回へ，2回から1回へとアシクロビルとベタメタゾンの回数を合わせながら点入・点眼回数を減量する方法がある。また，副腎皮質ステロイド薬をベタメタゾンからデキサメタゾンメタスルホ安息香酸ナトリウム（デキサメタゾン：サンテゾーン®）へ，デキサメタゾンからフルオロメトロン（フルメトロン®，オドメール®）へと種類を変更していくことにより漸減する方法もある。

〔庄司　純〕

文献

1) 三井幸彦，大石正夫，佐々木一之ほか：点眼液の薬動力学的パラメーターとしてのAQCmaxの提案．あたらしい眼科 6：783-786, 1995
2) Takei M, Fukuda H, Kishii R et al：Target preference of 15 quinolones against Staphylococcus aureus, based on antibacterial activities and target inhibition. Antimicrob Agents Chemother 45：3544-3547, 2001
3) 秦野　寛：「起炎菌は何か」の考え方．あたらしい眼科 19：979-984, 2002
4) 松本光希：細菌感染症．あたらしい眼科 19：985-990, 2002
5) 庄司　純：細菌性角膜潰瘍．臨床眼科 57：162-169, 2003
6) 稲田紀子：角膜真菌症．臨床眼科 57：170-175, 2003

症例でみる 点眼薬の使い方

症例 1　淋菌結膜炎の成人例：薬剤耐性に注意

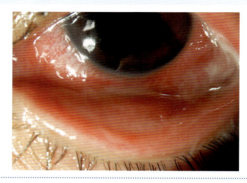

病　　歴	23歳，女性。眼脂を主訴に近医を受診。結膜炎の診断でフルオロキノロン系抗菌薬を処方されたが症状が増悪傾向であったため，当科を受診
初診時所見	多量の膿性眼脂を伴う結膜炎で，下眼瞼結膜のビロード状の充血および腫脹が特徴的であった
検査・診断	眼脂塗抹標本でグラム陰性双球菌を認め，淋菌結膜炎と診断
処 方 例	❶ベストロン®点眼用：2～3時間毎 ❷ロセフィン®点滴静注：1日1g

コメント　淋菌結膜炎は，膿性結膜炎の代表的疾患である。臨床所見としては，膿性眼脂，急性結膜炎，角膜潰瘍などがみられ，急速に進行して角膜穿孔に至る症例がある。

　診断は，迅速診断のための眼脂塗抹標本検査と，確定診断および薬剤感受性試験のための結膜囊内細菌分離培養を行う。

　現在，淋菌は薬剤耐性を獲得しているものが多く，ペニシリン耐性，テトラサイクリン耐性，フルオロキノロン耐性などが報告されている。市販されている抗菌点眼薬に対して，耐性を獲得している菌が多く，有効な点眼薬がない場合もある。点滴注射などの方法により，感受性のある抗菌薬の全身投与が有用である。

症例 2　インフルエンザ結膜炎の小児例：薬剤耐性に注意

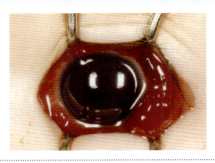

病　　　歴	9カ月，女児。起床時から左眼の充血に母親が気づき，徐々に眼瞼腫脹および眼脂が増悪するため，精査目的で受診
初診時所見	左眼の眼瞼腫脹と球結膜の高度な充血，結膜下出血がみられた
検査・診断	結膜嚢内細菌分離培養検査でβ-ラクタマーゼ陰性ABPC耐性インフルエンザ菌（BLNAR）が検出され，インフルエンザ菌結膜炎と診断
処 方 例	【初診時処方】❶ベストロン®点眼用：1日4回 【処方変更】❶オゼックス®点眼液：1日4回 ❷ロセフィン®点滴静注用：20mg/kg/day

コメント　インフルエンザ菌（*Haemophilus influenzae*）による結膜炎は，pinky eyeと呼ばれるように強い結膜充血を特徴とする細菌性結膜炎である。通常，インフルエンザ菌結膜炎に対しては，セフェム系点眼薬が第一選択薬となる。しかし，BLNARなどの薬剤耐性菌では，ペニシリン系および第1世代セフェム系に対して耐性を獲得しているが，第3世代セフェム系およびフルオロキノロン系抗菌薬に感受性を有することがある。したがって，BLNARが原因菌として分離された場合には，フルオロキノロン系点眼薬を選択し，効果が不十分な場合には第3世代セフェム系抗菌薬の内服や点滴静注の追加を考慮する。

　結膜炎の発症から遅れて，発熱などの全身症状が出現する例，高度の眼瞼腫脹を伴う例などは，耐性菌であるか否かに関わらず，抗菌薬の全身投与が必要になる場合がある。

症例 3　コンタクトレンズ装用者の緑膿菌角膜炎：迅速な対応が必要

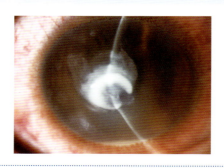

病　　歴	22歳，男性。2週間頻回交換ソフトコンタクトレンズを使用中。3日前から右眼の眼痛を自覚していたが，症状が増悪するため受診
初診時所見	角膜の中央部に輪状膿瘍がみられ，角膜融解，スリガラス状混濁，前房蓄膿を伴っていた
検査・診断	角膜擦過塗抹標本でグラム陰性桿菌が検出された。病巣擦過による細菌分離培養検査では緑膿菌が検出されて緑膿菌角膜炎と診断
処　方　例	❶トブラシン®点眼液：2時間毎 ❷タリビッド®眼軟膏：1日1回就寝前 ❸モダシン®点滴：1日2g

コメント　緑膿菌角膜炎は進行が速く，急激に角膜膿瘍が拡大して，角膜が融解するとともに前房蓄膿を生じる。

　緑膿菌は多剤耐性緑膿菌が知られているが，現在，コンタクトレンズ関連感染性角膜炎の症例から分離される緑膿菌では，耐性菌の報告はほとんどない。したがって，第一選択薬は，アミノグリコシド系抗菌点眼薬またはフルオロキノロン系抗菌点眼薬である。

　緑膿菌角膜炎の場合には，抗緑膿菌作用のある第3世代セフェム系抗菌薬の全身投与を併用することにより，治療効果が向上する。急性期は，眼痛による開瞼困難，流涙などにより局所投与薬が確実に作用しているかどうかが不明な場合がある。抗菌薬の投与方法（点眼薬・眼軟膏・点滴静注・筋注など）の選択肢を多くして治療効果の向上を目指すのも一法である。

症例 4　クラミジア結膜炎の成人例：点眼と内服による治療

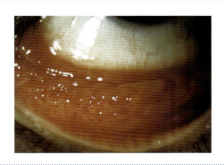

病　　歴	22歳，女性。3週間前から片眼の充血および眼脂がみられ，近医で流行性角結膜炎の治療中を受けていた。片眼の充血と眼脂が軽快しないため当科を受診
初診時所見	下眼瞼結膜に多数の大型濾胞があり，一部，癒合濾胞もみられた
検査・診断	クラミジア・トラコマティスに対するPCR（polymerase chain reaction）法が陽性で，臨床所見と合わせてクラミジア結膜炎と診断
処　方　例	❶エコリシン®点眼液：1日3時間毎 ❷タリビッド®眼軟膏：1日1回塗布 ❸ジスロマック®内服：1日500mg

コメント　クラミジア結膜炎は難治性の濾胞性結膜炎であり，一般的な結膜炎治療に抵抗し，症状が3週間以上軽快しない場合には，本症を疑う必要がある。

　クラミジア結膜炎に対しては，オフロキサシン眼軟膏およびエリスロマイシン・コリスチン配合眼軟膏が局所投与薬として適応を有している。また，クラミジア結膜炎の症例では，性感染症の問題を含んでいるため，全身検査を行い，他のクラミジア感染症の有無を確認するとともに，必要に応じて抗クラミジア作用のある抗菌薬の全身投与を検討する。

　全身投与薬は，マクロライド系抗菌薬のアジスロマイシン（ジスロマック®）やクラリスロマイシン（クラリス®，クラリシッド®）の内服が有用とされる。レボフロキサシン（クラビット®）やモキシフロキサシン（アベロックス®）などのフルオロキノロン系抗菌薬の内服薬も，クラミジアに対して適応がある。

症例 5　壊死性角膜炎：ステロイドの使用法に注意

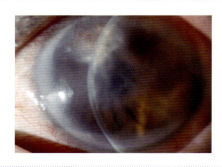

病　　歴	72歳，男性。以前から単純ヘルペスウイルス角膜炎の再発を繰り返し，2回の上皮型角膜炎，4回の実質型角膜炎を発症。霧視などの自覚症状が悪化したため，単純ヘルペスウイルス角膜炎の再発を心配して受診
初診時所見	11時方向の周辺部角膜に，血管侵入を伴った瘢痕性混濁があり，その中に小さな膿瘍様白色混濁病変が数個みられた。混濁病変周囲の角膜実質には，浸潤性混濁と浮腫とがみられた
診　　断	単純ヘルペスウイルス角膜炎の再発で，壊死性角膜炎と診断
処 方 例	❶ゾビラックス®眼軟膏：1日3回塗布 ❷フルメトロン®点眼液0.1%：1日1回点眼

コメント　壊死性角膜炎は，単純ヘルペスウイルス（HSV）による実質型角膜炎に分類され，角膜実質に濃い白色の壊死病巣と浸潤病巣とを形成し，急速に血管侵入を生じるのが特徴とされる。膿瘍様の白色病変を呈することから，もう一つの実質型HSV角膜炎である円板状角膜炎とは区別され，細菌性角膜炎や真菌性角膜炎などの感染性角膜炎との鑑別が重要である。

　壊死性角膜炎は，ウイルスの増殖，免疫反応および組織障害のいずれもが円板状角膜炎よりも強く，実質型HSV角膜炎の重症型と考えられている。したがって，治療の方針は，アシクロビルと副腎皮質ステロイド薬との併用療法を行うが，円板状角膜炎よりもアシクロビルの投与量を多くし，副腎皮質ステロイド薬の投与量を少なくして治療を開始する。

治療開始後1～2週間目でHSVの増殖が低下してくると考えられるため，治療内容を見直し，角膜実質混濁や血管侵入が強くみられる症例に対して副腎皮質ステロイド薬の投与量を増やして実質炎を鎮静化させる。

　アシクロビルと副腎皮質ステロイド薬の投与量を誤ると角膜潰瘍がデスメ膜瘤や角膜穿孔へと急速に進行することがあるため，副腎皮質ステロイド薬は少なめで治療を開始するほうが安全である。

ワンポイントアトラス　円板状角膜炎・壊死性角膜炎

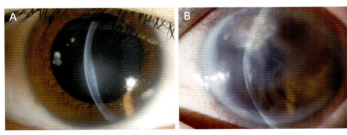

- 円板状角膜炎（A）は，角膜中央にみられる円形の実質浮腫および浮腫性混濁で，豚脂様角膜後面沈着物を伴う。
- 壊死性角膜炎（B）は，角膜新生血管を伴う角膜膿瘍様の濃白色角膜実質混濁である。
- 薬剤投与量を検討する上で両者の鑑別は必要である。

3 アレルギー治療薬

A アレルギー治療薬を理解するための基礎知識

1 即時型アレルギー反応

　アレルギー性結膜疾患は，即時型（Ⅰ型）アレルギー反応を主要な病態とする角結膜の炎症性疾患である．即時型アレルギー反応は，抗原の侵入後30分前後で生じる即時相と6〜24時間後に生じ，炎症反応が長く持続する遅発相とからなる2相性の反応である（図1）．

　即時相は，アレルゲン特異的IgE抗体とマスト細胞との反応により生じる．IgEの高親和性受容体であるFcεRIを介して，特異的IgE抗体とマスト細胞とが結合しているが，アレルゲン（抗原）が特異的IgE抗体と結合することで，マスト細胞は脱顆粒し，ケミカルメディエーターを放出する．ケミカルメディエーターの代表的な物質はヒスタミンであるが，その他にも，ロイコトリエン，血小板活性化因子（platelet-activating factor；PAF），トロンボキサンA_2（TxA_2），プロスタグランジンD_2（PG-D_2），プロスタグランジン$F_{2\alpha}$（PG-$F_{2\alpha}$）などがアレルギー反応と関係が深いと考えられている．即時相に対する効果が主体の治療薬は抗アレルギー薬である．

　一方，遅発相はアレルギー炎症とも呼ばれ，好酸球および2型ヘルパーTリンパ球（Th2細胞）などを主体とする炎症細胞浸潤を伴う炎症反応である．アレルギー炎症（遅発相）に対する消炎作用を期待して使用する薬剤と

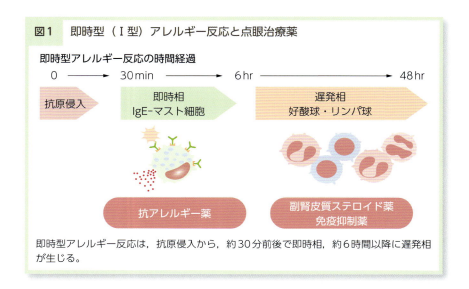

図1 即時型（I型）アレルギー反応と点眼治療薬

即時型アレルギー反応は，抗原侵入から，約30分前後で即時相，約6時間以降に遅発相が生じる。

して副腎皮質ステロイド薬と免疫抑制薬とがある（図1）。

B アレルギー治療薬の種類と作用機序

1 抗アレルギー薬

抗アレルギー薬は，マスト細胞の脱顆粒を抑制するメディエーター遊離抑制薬と，ケミカルメディエーターの代表であるヒスタミンの作用を抑制するヒスタミンH_1受容体拮抗薬とに大別される。

a メディエーター遊離抑制薬

メディエーター遊離抑制薬は，マスト細胞に対する膜安定化作用などにより脱顆粒を抑制する薬剤で，mast cell stabilizerとの呼び方もある。すなわち，マスト細胞の脱顆粒抑制によりケミカルメディエーターの放出が抑えられ，結果として抗アレルギー作用が発現される薬剤である。

B. アレルギー治療薬の種類と作用機序

表1 抗アレルギー薬（点眼薬）

系統	一般名	商品名（企業名）	用法・用量
メディエーター遊離抑制薬	クロモグリク酸ナトリウム	インタール（サノフィ・アベンティス） インタールUD（サノフィ・アベンティス）	1日4回点眼
	アンレキサノクス	エリックス（千寿）	1日4回点眼
	ペミロラストカリウム	アレギサール（参天） ペミラストン（アルフレッサファーマ）	1日2回点眼
	トラニラスト	リザベン（キッセイ） トラメラス（日本点眼）	1日4回点眼
	イブジラスト	アイビナール（MSD） ケタス（杏林−千寿・武田）	1日4回点眼
	アシタザノラスト水和物	ゼペリン（わかもと−興和）	1日4回点眼
ヒスタミンH_1受容体拮抗薬	ケトチフェンフマル酸塩	ザジテン（ノバルティス）	1日4回点眼
	レボカバスチン塩酸塩	リボスチン（ヤンセン−参天） リボスチン（ヤンセン−日本新薬）	1日4回点眼
	オロパタジン塩酸塩	パタノール（日本アルコン−協和発酵）	1日4回点眼
	エピナスチン塩酸	アレジオン（参天）	1日4回点眼

　点眼薬として販売されている薬剤を表1に示したが，各薬剤に共通するメディエーター遊離抑制作用の他に，抗ロイコトリエン作用，抗PAF作用などのメディエーター拮抗作用を有する薬剤がある。

b ヒスタミンH_1受容体拮抗薬

　ヒスタミンH_1受容体拮抗薬は，ヒスタミンH_1受容体に作用して，ヒスタミンの作用を抑制する薬剤である（図2）。

　ヒスタミンH_1受容体は，神経終末や血管に存在し，掻痒感や充血と関連があるとされているため，これらの症状軽減を目的に使用される。現在，点眼薬で販売されているケトチフェンフマル酸塩（ケトチフェン：サジテ

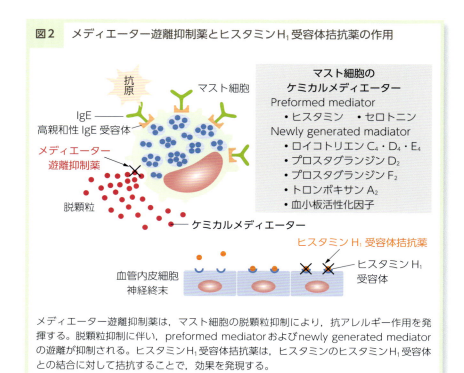

図2　メディエーター遊離抑制薬とヒスタミンH_1受容体拮抗薬の作用

メディエーター遊離抑制薬は，マスト細胞の脱顆粒抑制により，抗アレルギー作用を発揮する．脱顆粒抑制に伴い，preformed mediatorおよびnewly generated mediatorの遊離が抑制される．ヒスタミンH_1受容体拮抗薬は，ヒスタミンのヒスタミンH_1受容体との結合に対して拮抗することで，効果を発現する．

ン®），レボカバスチン塩酸塩（レボカバスチン：リボスチン®），オロパタジン塩酸塩（オロパタジン：パタノール®），エピナスチン塩酸塩（エピナスチン：アレジオン®）は，第2世代抗ヒスタミン薬に分類されており，薬理学的にはヒスタミンH_1受容体拮抗作用とメディエーター遊離抑制作用との両者を合わせ持つとされている．

　しかし，メディエーター遊離抑制作用を発現する薬用量は各薬剤により異なるため，臨床で使用される用量では十分なメディエーター遊離抑制作用を示さないもの（レボカバスチン），およびヒスタミンH_1受容体拮抗作用とメディエーター遊離抑制作用との両作用を有するもの（ケトチフェン・オロパタジン・エピナスチン）とに分かれる．

　ヒスタミンH_1受容体拮抗薬のH_1受容体に対する作用には，アンタゴニ

アレルギー性結膜疾患

臨床ワンポイント

アレルギー性結膜疾患診療ガイドライン（第2版）によるアレルギー性結膜疾患の定義は，「Ⅰ型アレルギーが関与する結膜の炎症性疾患で，何らかの自他覚症状を伴うもの」とされている[1]。

分類は，アレルギー性結膜炎，アトピー性角結膜炎，春季カタルおよび巨大乳頭結膜炎に大別される。アレルギー性結膜炎は，さらに発症する時期により，通年性アレルギー性結膜炎と季節性アレルギー性結膜炎とに分かれるが，花粉抗原により発症する季節性アレルギー性結膜炎を花粉性結膜炎と呼ぶことがある（図3）。

図3　アレルギー性結膜疾患の定義と分類

アレルギー性結膜疾患
(allergic conjunctivitis disease；ACD)

定義：「Ⅰ型アレルギーが関与する結膜の炎症性疾患で，何らかの自他覚症状を伴うもの」

分類：1. アレルギー性結膜炎（AC）
　　　　・季節性アレルギー性結膜炎（SAC）：花粉性結膜炎
　　　　・通年性アレルギー性結膜炎（PAC）
　　　2. アトピー性角結膜炎（AKC）
　　　3. 春季カタル（VKC）
　　　4. 巨大乳頭結膜炎（GPC）

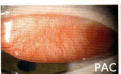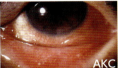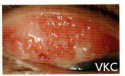

スト作用とインバースアゴニスト作用とがある。アンタゴニスト作用は，ヒスタミンH_1受容体拮抗薬がH_1受容体と結合することによりヒスタミンとH_1受容体との結合を阻害して抗ヒスタミン作用を発揮することである。また，気道上皮や結膜上皮などの上皮細胞に発現されているH_1受容体は，ヒスタミン刺激により増加することが知られている。インバースアゴニスト

表2 第2世代ヒスタミンH_1受容体拮抗薬（内服薬）の薬理作用による分類

アンタゴニスト作用が強い	インバースアゴニスト作用が強い
オロパタジン（アレロック®） ロラタジン（クラリチン®） オキサトミド（セルテクト®）	セチリジン（ジルテック®） フェキソフェナジン（アレグラ®）
アンタゴニスト作用とインバースアゴニスト作用が強い	
エピナスチン（アレジオン®）	

作用を有するヒスタミンH_1受容体拮抗薬は，H_1受容体の発現量を減少させることでヒスタミンの薬理作用を減弱させる作用がある。ヒスタミンH_1受容体拮抗薬の内服薬は，アンタゴニスト作用が強い薬剤，インバースアゴニスト作用が強い薬剤および両者の効果が強い薬剤に分類されている（表2）。

2 免疫抑制薬

現在点眼薬として販売されている免疫抑制薬は，シクロスポリン点眼薬（シクロスポリン：パピロック®ミニ点眼液0.1％）およびタクロリムス水和物懸濁点眼薬（タクロリムス：タリムス®点眼液0.1％）である（表3）。

シクロスポリンは真菌 *Tolypocladium inflatum Gams* の培養液中から得られた11個のアミノ酸からなるポリペプチドであり，タクロリムスは放線菌 *Streptomyces tsukubaensis* WF9993からの抽出物で，両者ともマクロライド系の免疫抑制薬に分類される。シクロスポリンはシクロフィリンと，タクロリムスはFK結合蛋白と結合し，カルシニューリンを阻害することにより作用を発揮することから，カルシニューリン阻害薬とも呼ばれる（図4）。標的細胞はT細胞であり，T細胞からのサイトカイン産生を抑制することにより，抗炎症作用および免疫抑制作用を発揮し，アレルギー炎症の治療に効果を発揮すると考えられている。

表3 免疫抑制点眼薬

一般名	商品名	用法・用量	外観
シクロスポリン点眼薬	パピロックミニ点眼液0.1%	1日3回点眼	
タクロリムス水和物懸濁点眼薬	タリムス点眼液0.1%	1日2回点眼	

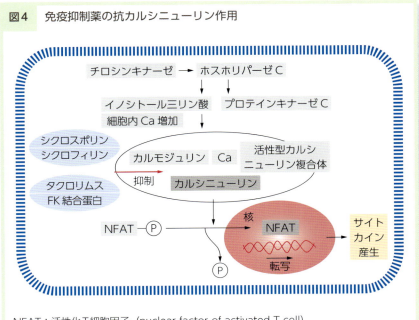

図4 免疫抑制薬の抗カルシニューリン作用

NFAT：活性化T細胞因子（nuclear factor of activated T cell）
シクロスポリンはシクロフィリンと，タクロリムスはFK結合蛋白と結合し，カルシニューリンを抑制してサイトカイン産生抑制作用などの薬理作用を発現する。

また，免疫抑制薬に共通する副作用としては，眼感染症が挙げられる。免疫抑制薬の免疫抑制作用により細胞性免疫が強く抑制されるため，ウイルス感染症には特に注意する必要がある。アトピー性皮膚炎合併例では，単純ヘルペスウイルス感染症（顔面ヘルペス・カポジ水痘様発疹症・眼瞼ヘルペス・角膜ヘルペスなど）を併発しやすいため，免疫抑制点眼薬の使用時には，使用前にヘルペス性疾患の既往を問診することが重要とされている。また，使用時の眼刺激感や灼熱感を訴える例がみられる。眼圧上昇の副作用はみられないとされている。

a シクロスポリン点眼薬

　シクロスポリン点眼薬（パピロック®ミニ点眼液0.1％）は，「春季カタル（抗アレルギー剤が効果不十分な場合）」を適応症とし，オーファンドラッグとして承認された点眼薬である。結膜増殖性変化がみられることにより春季カタルと診断した症例で，抗アレルギー薬により十分な治療効果が得られないと判断した場合に使用する。

　シクロスポリン点眼治療の注意点を表4に示した。春季カタル症例でのシクロスポリン点眼薬の使用については次のような指針が示されている。
①抗アレルギー点眼薬単独では治療効果が不十分な症例では，シクロスポリン点眼を追加投与し，治療効果が得られれば両者の併用療法を継続する。
②抗アレルギー点眼薬とシクロスポリン点眼との併用によっても症状が改善されない場合は副腎皮質ステロイド（ステロイド）点眼薬の使用を検討する。

表4　シクロスポリン点眼薬の注意点

1. 適応：春季カタル（中等症・軽症）
　　輪部型＞眼瞼型＞混合型
2. 重症例には3剤併用療法が有効である
3. 効果発現までに時間を要する
4. アレルギー炎症が沈静化した後も完全に寛解するまで使用を継続して再発を予防する
5. 副腎皮質ステロイド点眼薬とシクロスポリン点眼薬との単純切替は不適切
6. 眼感染症の合併に注意が必要

③抗アレルギー点眼薬とステロイド点眼薬とにより治療されている症例に対しては，抗アレルギー点眼薬，ステロイド点眼薬およびシクロスポリン点眼の3剤併用とし，シクロスポリン点眼の効果が発現される時期を見きわめ，ステロイド点眼薬を漸減し，最終的にはステロイド点眼薬を中止する。

b タクロリムス点眼薬

タクロリムス（FK506）点眼薬（タリムス®点眼液0.1％）は，シクロスポリンと同様に「春季カタル（抗アレルギー薬が効果不十分な場合）」を適応症とし，オーファンドラッグとして承認された点眼薬である。結膜増殖性変化がみられることにより春季カタルと診断した症例で，抗アレルギー薬により治療効果が十分に得られないと判断した場合に使用する。

タクロリムスは，内服薬（プログラフ®）と軟膏（プロトピック®軟膏）が先行販売され，その後点眼薬（タリムス®点眼液0.1％）が発売された。作用機序は，アレルギー反応により組織に浸潤したリンパ球に作用して，炎症性サイトカインの産生を抑制すると考えられている。この他にアレルギー炎症に関連する好酸球およびリンパ球の浸潤を抑制する作用やマスト細胞に対する脱顆粒抑制作用などが報告されている。

タクロリムス点眼治療の注意点を表5に示したが，シクロスポリン点眼との相違点としては次のことが挙げられる。春季カタルの自覚症状や他覚所見に対する抑制効果が強く，比較的即効性である。したがって，ステロイド点眼薬による治療に抵抗する例やステロイド離脱困難例に対しても，ステロイド点眼薬をタクロリムス点眼薬に切り替えて使用することで治療効果が得られると報告されている。

表5 タクロリムス点眼薬の注意点

1. 適応：春季カタル（重症〜軽症）
    ・ステロイド離脱困難例　・ステロイド抵抗例　・急性増悪例
2. 基本投与法は，抗アレルギー薬との2剤併用療法
3. 効果発現は比較的即効性
4. ステロイド薬とタクロリムスとの単純切替が可能
5. 眼感染症の合併に注意が必要

また，治療効果は，投与開始後1～2週間程度で自覚症状，2～4週間程度で他覚所見の改善がみられるとされている。しかし，重症例や難治症例では，十分に消炎され結膜増殖性変化の活動性が鎮静化した状態になるには3～4カ月以上の継続投与が必要であると考えられている。

3　副腎皮質ステロイド薬

　副腎皮質ステロイド（ステロイド）薬がアレルギー疾患に対する治療薬として優れている理由は，アレルギー炎症を強く抑制する効果があるためと考えられている。アレルギー炎症に対する効果として，結膜への炎症細胞浸潤を抑制する作用，Tリンパ球におけるサイトカイン産生をメッセンジャーRNA（mRNA）のレベルで抑制する作用，マスト細胞の局所集積を抑制する作用などが挙げられている（表6）。

　ステロイド薬の副作用としては，ステロイド緑内障，ステロイド白内障，前眼部感染症などが挙げられる。特に重症アレルギー性結膜疾患症例では，ステロイド薬の投与期間が長期にわたることがあるため，眼圧管理および前眼部感染症対策は十分に行う必要がある（第5章 **2 ステロイド点眼薬の副作用** p117参照）。

表6　アレルギー性結膜疾患に対する副腎皮質ステロイド薬の作用

1. 抗炎症作用
   - 炎症性メディエーターの産生抑制：アラキドン酸代謝系の抑制によるPG・LT産生抑制
   - サイトカイン産生抑制：リンパ球，マクロファージからのIL-1，2，4，5，6，13，TNFなどの産生抑制
2. 抗アレルギー作用・免疫抑制作用
   - ヒスタミン遊離・血管透過性亢進の抑制：バソコルチン合成誘導促進
   - 抗原提示の抑制：IL-1産生抑制
   - T細胞機能抑制：IL-2産生抑制
   - IgE産生抑制：Bリンパ球の分化・増殖に関与するIL-4，6の産生抑制
   - 好酸球炎症の抑制：IL-5mRNAを表出するT細胞の抑制

PG：プロスタグランジン　LT：ロイコトリエン　IL：インターロイキン
TNF：tumor necrosis factor

C アレルギー性結膜疾患の病型別薬剤選択の方法・治療薬選択のコツ

1 アレルギー性結膜炎

　アレルギー性結膜炎の治療には，抗アレルギー点眼薬が基礎治療薬（ベース治療薬）として用いられる[2]。症例の重症度に合わせたステップ0〜3の治療プロトコルを図5に示す。

　軽症例ではステップ1として抗アレルギー点眼薬のみによる治療を行う。中等度・重症例では，ステップ2aとして抗アレルギー点眼薬と第2世代抗ヒスタミン内服薬とを併用した治療，またはステップ2bとして抗アレルギー点眼薬とステロイド点眼薬を併用した局所療法主体の治療のいずれかを選択する。アレルギー性結膜炎症例で，かつ眼瞼炎を併発しているような局所所見が重症化している症例ではステップ2bを選択し，鼻炎や皮膚炎などが合併した他臓器アレルギー性疾患の症状が強い症例ではステップ2aを選

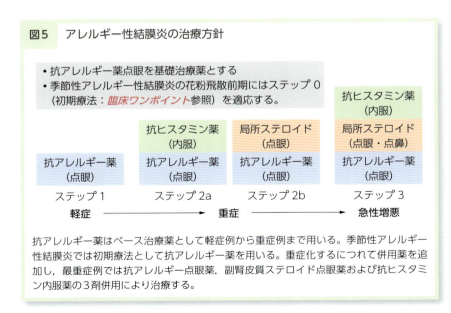

図5　アレルギー性結膜炎の治療方針

- 抗アレルギー薬点眼を基礎治療薬とする
- 季節性アレルギー性結膜炎の花粉飛散前期にはステップ0（初期療法：臨床ワンポイント参照）を適応する。

抗アレルギー薬はベース治療薬として軽症例から重症例まで用いる。季節性アレルギー性結膜炎では初期療法として抗アレルギー薬を用いる。重症化するにつれて併用薬を追加し，最重症例では抗アレルギー点眼薬，副腎皮質ステロイド点眼薬および抗ヒスタミン内服薬の3剤併用により治療する。

択する。最重症例では，抗アレルギー点眼薬およびステロイド点眼薬を併用した局所療法に第2世代抗ヒスタミン内服薬を追加するステップ3を選択する。

季節性アレルギー性結膜炎（花粉性結膜炎）に対しては初期療法が有用とされるため[3]，ステップ0として挙げた初期療法を確実に実行するためには，開始時期や方法に関する患者教育が重要である（図6，*臨床ワンポイント*：**初期治療**）。季節性アレルギー性結膜炎の治療は，花粉飛散前の初期療法（ステップ0）を行ったうえで，花粉飛散期には，重症度に応じてステップ1～3を選択して治療を行う。

2 春季カタル

春季カタルの治療に用いる薬剤には，抗アレルギー点眼薬，副腎皮質ステロイド薬および免疫抑制点眼薬がある。抗アレルギー点眼薬は，重症度に関係なく使用される基礎治療薬（ベース治療薬）として位置づけられている。一方，副腎皮質ステロイド薬および免疫抑制点眼薬は重症度に応じて併用し，使用量も変える必要がある。

春季カタルに対する治療薬の使用指針は，春季カタル治療薬研究会から「免疫抑制点眼薬の使用指針」として発表されている（図7）[4]。

免疫抑制点眼薬の使用指針の概要
①免疫抑制点眼薬の市販後全例調査の結果を基に作成されている。
②治療薬の使用方法をパターン1～4に分類し，春季カタルの重症度に応じてパターン1～4を適応させる，パターン治療を提唱している。
③パターン治療は，抗アレルギー点眼薬単独治療（パターン1）では治療効果が十分ではないことを確認した後，抗アレルギー点眼薬と免疫抑制点眼薬との2剤併用療法（パターン2a）を施行し，それでも効果が不十分な場合には副腎皮質ステロイド薬の点眼薬（パターン3），結膜下注射（パターン4），内服などによる全身投与（パターン4）を追加するプロトコルを基本治療としている。
④抗アレルギー点眼薬と副腎皮質ステロイド点眼薬との2剤併用療法（パターン2b）で治療を行った場合の治療効果は短期間で評価し，効果不十

臨床ワンポイント

初期療法

スギ花粉性結膜炎に対する初期療法は，花粉飛散開始の約2週間前から抗アレルギー薬の点眼を行う治療法である．初期療法により，花粉飛散期の症状出現期間が短縮し，自覚症状が軽減すると考えられている（図6）[3]．初期療法を行う場合の抗アレルギー点眼薬は，メディエーター遊離抑制点眼薬でもヒスタミンH_1受容体拮抗点眼薬でも同様な効果が得られると報告されている．

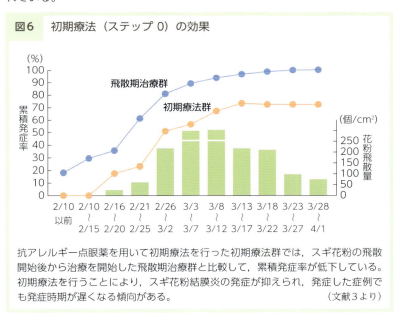

図6　初期療法（ステップ0）の効果

抗アレルギー点眼薬を用いて初期療法を行った初期療法群では，スギ花粉の飛散開始後から治療を開始した飛散期治療群と比較して，累積発症率が低下している．初期療法を行うことにより，スギ花粉結膜炎の発症が抑えられ，発症した症例でも発症時期が遅くなる傾向がある．
（文献3より）

分であれば速やかに抗アレルギー点眼薬と免疫抑制点眼薬との2剤併用療法（パターン2a）に変更する．

⑤シクロスポリン点眼薬とタクロリムス点眼薬とは，臨床効果発現の特徴に相違があるため，副腎皮質ステロイド点眼薬から変更する際には注意を要する．処方変更の方法は，シクロスポリンルートやタクロリムスルートが推奨されている（図7）．

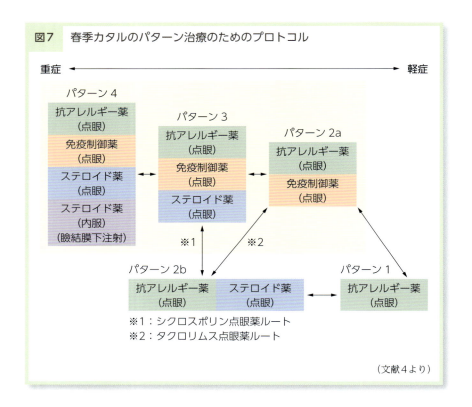

図7　春季カタルのパターン治療のためのプロトコル

（文献4より）

パターン治療の実際

　パターン治療，シクロスポリンルートおよびタクロリムスルートの考え方を取り入れた春季カタルの治療は，シクロスポリン点眼薬を主体とする治療ではレベルダウン方式（図8），タクロリムス点眼薬を主体とする治療ではレベルアップ方式（図9）として治療プロトコルを作成する[5]。

　シクロスポリン点眼液を用いた場合のレベルダウン方式による治療プロトコルを図8に示す。レベルダウン方式は，まず抗アレルギー点眼薬，副腎皮質ステロイド薬および免疫抑制点眼薬による3剤併用療法を行い，その後は春季カタルの重症度により，パターン4〜1の4段階に分類された治療法を適応していく方法である。

図8 パピロック®ミニ点眼液0.1%による治療プロトコル

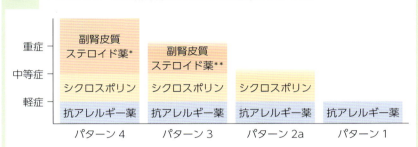

春季カタルの重症度によりパターン4からパターン1までの薬剤投与方法を適用し，症状の軽減にしたがいレベルダウンする。
副腎皮質ステロイド薬：
 *副腎皮質ステロイド点眼薬・最重症例では副腎皮質ステロイド結膜下注射を併用
 **重症度により漸減しながら中止し，パターン2へ移行する
シクロスポリン：パピロック®ミニ点眼液0.1%
抗アレルギー薬：メディエーター遊離抑制点眼薬またはヒスタミンH_1受容体拮抗点眼薬

図9 タリムス®点眼液0.1%による治療プロトコル

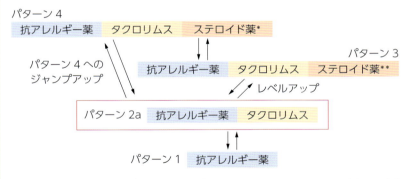

春季カタルの重症度によりパターン4からパターン1までの薬剤投与方法を適応し，症状が増悪すればレベルアップまたはジャンプアップする。
副腎皮質ステロイド薬：
 *点眼に内服または結膜下注射を併用
 **副腎皮質ステロイド点眼薬のみ使用
タクロリムス：タリムス点眼液0.1%
抗アレルギー薬：メディエーター遊離抑制点眼薬またはヒスタミンH_1受容体拮抗点眼薬

パターン4は最重症例に適応され，抗アレルギー点眼薬，副腎皮質ステロイド点眼薬（副腎皮質ステロイド結膜下注射または内服は重症度により併用を検討）およびシクロスポリン点眼薬による3剤併用療法を行う。パターン3は重症から中等症までの症例に適応され，抗アレルギー点眼薬およびシクロスポリン点眼薬をベースとし，副腎皮質ステロイド点眼薬は症状をみながら減量または中止する。パターン2aは中等症以下の症例に適応され，抗アレルギー点眼薬およびシクロスポリン点眼薬の2剤併用により治療を行い，症状が軽症化した場合にはシクロスポリン点眼薬を減量する。パターン1は軽症例または寛解例に適応され，シクロスポリン点眼薬を中止し，抗アレルギー点眼薬の単独使用を行う。

　タクロリムス点眼薬を用いた場合のレベルアップ方式による治療プロトコルを図9に示す。春季カタルの重症度に合わせてパターン4，3，2a，1の治療を適応するが，タクロリムス点眼の効果が比較的即効性であるために，臨床効果をみながら効果不十分の症例に対してレベルアップしながら治療薬を追加することが基本となる。

　まず，軽症～中等症例に対してはパターン1またはパターン2aの抗アレルギー点眼薬単独療法または抗アレルギー点眼薬とタクロリムス点眼薬の2剤併用療法を行う。長期投与が必要な場合にはパターン2aを行う。また，抗アレルギー点眼薬と副腎皮質ステロイド点眼薬との2剤併用療法（パターン2b）を行っている症例では，ステロイド薬の副作用を考慮して，なるべく早期にパターン2aに変更する。ステロイド抵抗例やステロイド離脱困難例であっても，まずパターン2aへの変更を行う[5]。重症春季カタル症例，および春季カタルの症状が急性増悪した症例では，パターン3に進んで抗アレルギー点眼薬，タクロリムス点眼薬および副腎皮質ステロイド薬（点眼・結膜下注射・内服）の3剤併用療法を行う。しかし，パターン3は短期間にとどめ，症状が軽快したら直ちにパターン2aへとレベルダウンするのが望ましい。

（庄司　純）

ベンザルコニウム塩化物過敏症

臨床ワンポイント

ベンザルコニウム塩化物（BAK）は，陽イオン界面活性剤に分類され，その水溶液は逆性石鹸として殺菌や消毒に用いられる．点眼薬では防腐剤として含有されている場合がある．

アレルギー体質もしくはアトピー素因を有する症例では，BAKに対して過敏症を有する症例がある．点眼により結膜充血，結膜浮腫，眼瞼炎などの臨床症状を呈するが，アレルギー性結膜疾患の症状と区別がつきにくいことから，気づかないことがある．点眼治療に抵抗する症例ではベンザルコニウム塩化物過敏症を疑ってみる必要がある．

アレルギー性結膜疾患症例に対してBAKの使用を回避するためには，防腐剤としてBAKを含有しない点眼液を使用する必要がある．抗アレルギー点眼薬では，①BAK以外の防腐剤を使用した点眼液（アレジオン®点眼液）と②防腐剤を含まない点眼液とに分けられ，防腐剤を含まない点眼液は，1回使い捨ての無菌ディスポーザブルタイプ製剤（unit dose；UD）（インタール® UD点眼液：「ベンザルコニウム塩化物過敏の症例」に適応）やPF容器（クモロール® PF点眼液）（1章：PF容器，p13参照）などのように点眼瓶が工夫されている（図10）．

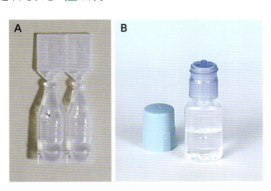

図10　BAK free製剤で使用されている点眼瓶
A：ユニットドーズ（UD），B：デラミ容器（PF）容器

臨床ワンポイント 春季カタルにおける結膜増殖性変化

結膜増殖性変化の臨床所見は，巨大乳頭と輪部堤防状隆起である。巨大乳頭は直径1mm以上の乳頭と定義され，アレルギー炎症が強い症例でみられる活動性巨大乳頭は，ドーム状に隆起して，巨大乳頭の間隙に粘稠性眼脂を伴う。また，アレルギー炎症が軽快した時の巨大乳頭は扁平化し，やがて縮小する。輪部堤防状隆起は，輪部結膜にみられる高度の細胞浸潤を伴った結膜腫脹である。炎症が高度な症例では腫脹する範囲が拡大するとともに，Horner-trantas斑と呼ばれる白色点状混濁を伴うことがある。結膜増殖性病変が高度な重症例には，角膜合併症（落屑状点状表層角膜症・シールド潰瘍）や眼瞼皮膚炎が合併していることが多いため，眼瞼，結膜，輪部および角膜の所見を総合して春季カタルの重症度を判定する（図11）。

図11 春季カタルの前眼部所見

重症度	巨大乳頭	輪部堤防状隆起	角膜上皮障害
軽症	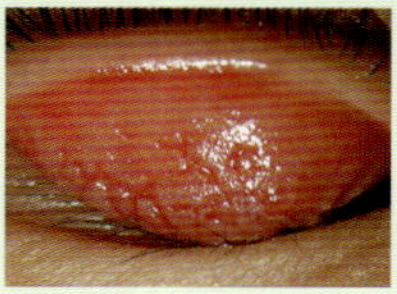 扁平巨大乳頭	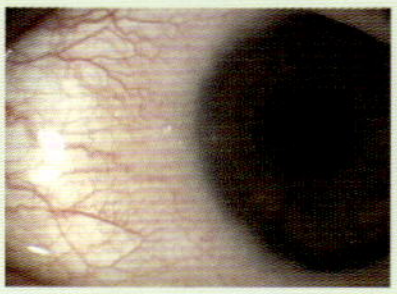 輪部の隆起はほとんどみられずTrantas斑を伴う	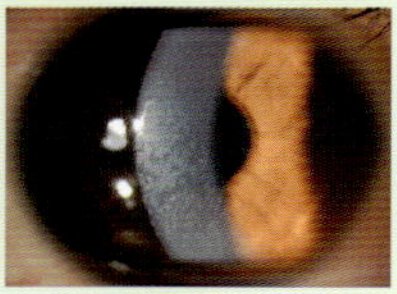 点状表層角膜症
中等度	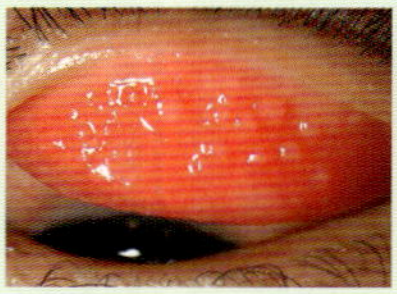 瞼結膜の一部に活動性巨大乳頭	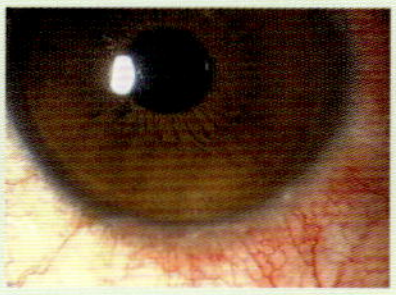 輪部の隆起が2/3周未満でTrantas斑を伴う	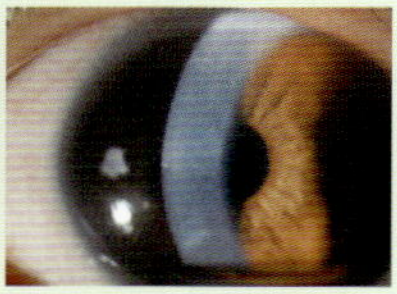 落屑状点状表層角膜症
重症	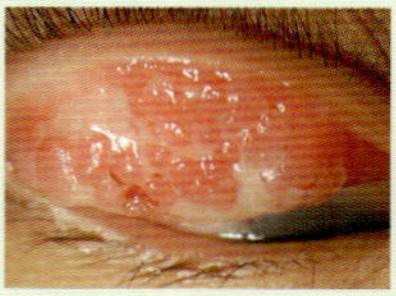 瞼結膜の全体に活動性巨大乳頭	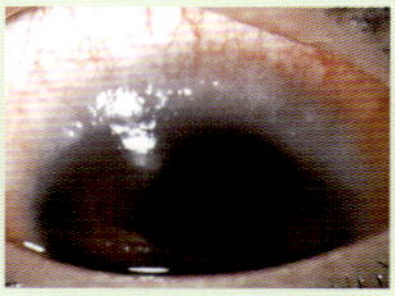 輪部の隆起が2/3周以上でTrantas斑を伴う	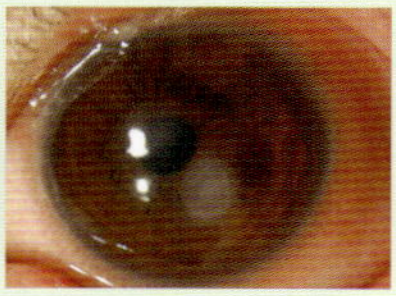 シールド潰瘍

春季カタルの重症度は乳頭・輪部・角膜の所見で判断するのが簡便である。

文献

1) アレルギー性結膜疾患診療ガイドライン作成委員会:特集:アレルギー性結膜疾患診療ガイドライン(第2版).日眼会誌14:829-870, 2010
2) 庄司　純:季節性および通年性アレルギー性結膜炎の診療指針.あたらしい眼科 22:725-732, 2005
3) 齋藤圭子:アレルギー性結膜炎に対する予防的治療法.あたらしい眼科 17:1199-1204, 2000
4) 春季カタル治療薬研究会:免疫抑制点眼薬の使用指針―春季カタル治療薬の市販後全例調査からの提言―.あたらしい眼科 30:487-498, 2013
5) 庄司　純:抗アレルギー薬(免疫抑制薬を中心に).眼科 51:133-142, 2009
6) 原田奈月子,稲田紀子,石森秋子,庄司　純,澤　充:春季カタルにおけるタクロリムス点眼治療の臨床経過の報告.日眼会誌 118:378-384, 2014

症例でみる 点眼薬の使い方

症例 1　アレルギー性結膜炎の小児例：基礎治療薬が重要

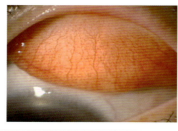
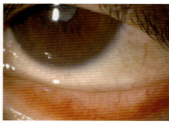

病　　歴	11歳，女子。1年前頃から両眼の眼掻痒感および眼異物感を自覚。最近では，起床時や入浴後に充血があり眼を擦っていることに家族が気づき，精査目的で受診。アレルギー性鼻炎の既往がある
検査・診断	血液検査で，ダニ，ハウスダスト，スギ，カモガヤ，ブタクサに対する抗原特異的IgE抗体が陽性。瞼結膜には，乳頭増殖，結膜充血および結膜腫脹がみられるため，通年性アレルギー性結膜炎と診断
処　方　例	アレジオン®点眼液：1日4回点眼

コメント　自覚症状が軽症で，他覚所見が結膜充血と乳頭増殖とが主体の症例は，軽症〜中等症のアレルギー性結膜炎である。軽症〜中等症の通年性アレルギー性結膜炎では，図5のプロトコルステップ2aに従い，抗アレルギー点眼薬の点眼を開始する。抗アレルギー点眼薬は基礎治療薬として位置づけられるため，症状の程度に関係なく継続させることで治療効果が向上するとされている（長期連用）。季節や生活環境，労働環境などの影響によってアレルギー性結膜炎の急性増悪がみられた場合には，副腎皮質ステロイド（ステロイド）点眼薬を短期間追加する。

　ステロイド点眼を併用する場合の所見として，①掻痒感などの自覚症状の悪化，②眼瞼炎の合併（症例2参照），③ビロード状乳頭増殖，④Horner-Trantas斑などがある。点眼後1週間目に再検し，アレルギー性結膜炎の重症度や眼圧などから継続の可否を判定する。急性増悪の所見が軽快していれば，再び基礎治療薬の抗アレルギー点眼薬単独投与により経過観察する。

症例 2 　アレルギー性結膜炎：眼瞼炎合併例にはステロイドを使用

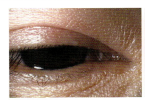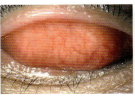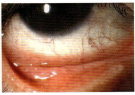

病　　歴	34歳，女性。毎年，スギ花粉の飛散時期になるとアレルギー性鼻炎とアレルギー性結膜炎を発症。今年は，スギ花粉の飛散開始時頃から眼掻痒感が出現したため，市販の点眼薬を使用していた。しかし，徐々に症状が悪化するため受診
初診時所見	瞼結膜には著明な充血がみられるが，乳頭増殖はごく軽度である。球結膜には充血，浮腫がみられ，眼瞼炎を伴っている
診　　断	花粉性結膜炎
処　方　例	❶パタノール®点眼液：1日4回 ❷フルメトロン®点眼液0.1％：1日2回 ❸サンテゾーン®眼軟膏：1日1回

コメント　1）ビロード状乳頭増殖，2）Horner-Trantas斑，3）眼瞼炎のいずれかの所見がみられる症例は，中等症～重症のアレルギー性結膜炎と判断する。本症例は中等症と判断し，アレルギー性結膜炎の治療プロトコルのステップ2b（図5）に従って抗アレルギー点眼薬と副腎皮質ステロイド点眼薬を処方した。中等症のアレルギー性結膜炎で副腎皮質ステロイド薬の使用を避けたい場合には，メディエーター遊離抑制薬（ゼペリン®点眼液など）とヒスタミンH_1受容体拮抗薬点眼（リボスチン®点眼液など）を併用することで，抗アレルギー薬の効果をあげることができる。

　花粉結膜炎に合併する眼瞼炎は，スギ花粉皮膚炎やスギ花粉接触皮膚炎症候群が考えられる。本症例では，スギ花粉皮膚炎を発症したか，市販の点眼液により接触皮膚炎様の変化が生じたものと考えられた。

　眼瞼炎には副腎皮質ステロイド薬眼軟膏が適応となる。眼軟膏は，薬剤アレルギーを生じやすいフラジオマイシン硫酸塩を含まないものを選択する。

症例 3　輪部型春季カタル：シクロスポリンが第一選択

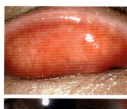

治療開始前

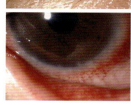 →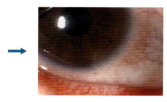

治療開始後8日
輪部堤防状隆起と
Horner-Trantas
斑は消失

病　　歴	16歳，男性。4月頃から充血が出現し，他院でアレルギー性結膜炎と診断され抗アレルギー点眼薬が処方されていた。5月下旬，サッカーの試合で1日中屋外活動を行い，その夜から充血，異物感，眼脂が増加
初診時所見	前眼部所見として，輪部の腫脹，Horner-Trantas斑，結膜充血が著明であった。瞼結膜には，ビロード状乳頭増殖の所見があり，巨大乳頭はごく軽度で部分的にみられる程度であった
診　　断	輪部型春季カタル
処方例	❶パピロック®ミニ点眼液0.1％：1日3回 ❷インタール®点眼液UD 2％：1日4回

コメント　春〜初夏にかけての屋外活動後に春季カタルを発症または急性増悪することがある。輪部型の春季カタルに対しては，シクロスポリン点眼薬が第一選択である。混合型の春季カタル症例は重症例が多いことから，瞼結膜の乳頭増殖を詳細に観察することが重要で，病型（輪部型・眼瞼型・混合型）と重症度とを診断したうえで治療方針を決定する。

シクロスポリン点眼治療は，重症度に合わせて，レベルダウン方式で行う。本症例は中等症の輪部型春季カタルと診断し，レベルダウン方式のパターン2a（図8）から治療を開始した。

シクロスポリン点眼治療は，再発を避けるために，他覚所見が軽快した後も約6カ月以上の点眼継続が望ましい。

症例 4　ステロイド抵抗性春季カタル

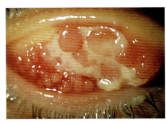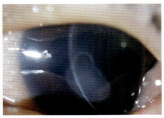

治療開始前

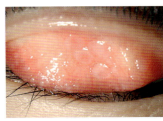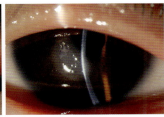

治療開始後5週
巨大乳頭の扁平化およびシールド潰瘍が縮小

病　　歴	23歳，女性。アトピー性皮膚炎の治療中に春季カタルを合併し，近医から抗アレルギー点眼薬，副腎皮質ステロイド点眼薬，フルオロキノロン系抗菌点眼薬が処方されていた。副腎皮質ステロイド点眼薬を増量するも，春季カタルの症状および臨床所見が増悪し，紹介受診
初診時所見	粘稠性眼脂を伴う巨大乳頭とシールド潰瘍がみられた
診　　断	ステロイド抵抗性春季カタル
処 方 例	❶タリムス®点眼液：1日2回 ❷インタール®点眼液UD 2％：1日4回

コメント　重症型春季カタル症例の中には，副腎皮質ステロイド（ステロイド）の点眼治療に抵抗性を示し難治化する症例がある。

　点眼薬に使用されている防腐剤およびフラジオマイシン硫酸塩（リンデロン® Aに含有）や，抗菌薬が難治化に関与していることがあるため，難治症例では極力点眼薬の悪影響を減らすために，点眼薬の種類を少なくするような処方を目指す。

ステロイド薬またはシクロスポリン点眼薬による治療に抵抗する難治性春季カタルの症例に対しては，一度これまでに使用した薬剤をすべて中止し，タクロリムス点眼薬と抗アレルギー点眼薬による局所療法に変更して経過観察する（レベルアップ方式パターン2a；図9）。タクロリムス点眼治療は，ステロイド薬の結膜下注射と同程度の効果が期待できるため，ステロイド離脱困難例に対しても切り替えて使用することができる。

　抗アレルギー点眼薬は防腐剤の影響を避けるため，UD点眼薬（インタール®点眼液UD 2％など）を使用することがある。

　アトピー性眼瞼炎を合併する難治例に対しては，眼瞼にプロトピック®軟膏塗布（1日1〜2回）を併用することがある。難治症例では，症状，所見が軽快しても，3〜6カ月間のタクロリムス点眼の継続が望ましい。

ワンポイントアトラス アトピー性眼瞼炎

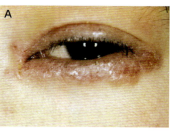
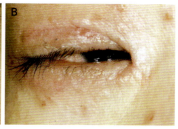

- 眼瞼の浮腫性紅斑，落屑性紅斑局面，結節や苔癬化を伴う紅斑（A），痒疹結節（B）などの所見を確認して重症度を判定する。

角膜治療薬・ドライアイ治療薬

A 角膜・ドライアイ治療薬を理解するための基礎知識

1 角膜上皮障害の基礎知識

　角膜上皮障害は，上皮欠損の程度により，①点状表層角膜症（superficial punctate keratopathy；SPK），②角膜びらん（corneal erosion），③遷延性角膜上皮欠損に分類される[1]。

　点状表層角膜症は，1～数個の角膜表層細胞の欠損が多発するもので，フルオレセイン染色により点状の染色像を示す。さらに，フルオレセイン染色により実質が染色されないのも特徴の一つであり，基底細胞層や翼細胞層の細胞間接着が障害されていないことを意味している。

　角膜びらんは，ある一定面積の基底細胞を含む上皮（上皮全層）の欠損であるが，上皮基底膜は障害されていないものである。フルオレセイン染色では，上皮欠損部に一致して比較的均一に，そして境界明瞭に染色される。角膜びらんの大半が外傷により生じる。

　遷延性角膜上皮欠損は，上皮基底膜を含む障害であり，Bowman膜をこえて実質に病変が達するものは角膜潰瘍と呼ばれる。細隙灯顕微鏡検査では，上皮欠損部周囲の角膜上皮に浮腫や混濁がみられ，盛り上がっているのが特徴とされている。

表1 角膜上皮障害のパターン

角膜上皮障害	疾患名	所見	角膜上皮障害	疾患名	所見
点状表層角膜症	上輪部角結膜炎		角膜上皮びらん	化学外傷（急性期）	
	ドライアイ			外傷	
	アトピー性角結膜炎		角膜潰瘍	感染性角膜炎	
	ブドウ球菌性角膜炎			モーレン角膜潰瘍	
	コンタクトレンズ外傷				

臨床ワンポイント

XYZ理論

XYZ理論は，1983年Thoft & Friendが提唱した角膜上皮の維持メカニズムに関する理論である．Xは角膜上皮の分裂，Yは角膜上皮の輪部から角膜中央に向かう移動，およびZは角膜上皮の脱落を意味し，健常な状態ではX+Y=Zの関係が成り立つというものである（図1）．角膜上皮障害が生じる場合には，X+Y<Zの関係になっており，薬剤性角膜上皮障害や瘢痕性角結膜炎などのようにX+Yが低下する場合と，ドライアイに代表されるようにZが増加する場合とがある．

図1 XYZ理論

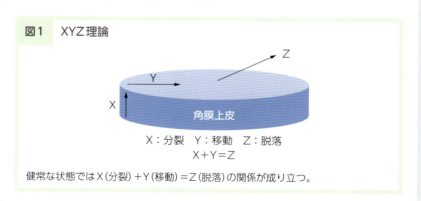

X：分裂　Y：移動　Z：脱落
X+Y=Z

健常な状態ではX（分裂）+Y（移動）=Z（脱落）の関係が成り立つ．

フルオレセイン染色では，上皮の欠損部が染色される．涙液減少症，単純ヘルペス角膜炎，神経麻痺性角膜炎など角膜に基礎疾患があって発症する場合が多い．

角膜上皮障害の細隙灯顕微鏡所見は，角膜疾患，特に角膜上皮や角膜実質表層が病変の主体になる疾患ごとに特徴的な所見を呈する．角膜の特徴的な所見は，臨床診断や治療効果判定を行うための所見としても重要である(表1)．

2 ドライアイの基礎知識

ドライアイ研究会(2006年)により発表されたわが国におけるドライアイの定義は，「ドライアイとは，様々な要因による涙液および角結膜上皮の慢性疾患であり，眼不快感や視機能異常を伴う」である[2]．したがって，ドライアイの診断および治療に関しては，涙液および角結膜異常に加え，随伴する自覚症状や視機能異常に対しても対象として考えなければならない．

ドライアイの診断基準を表2に示した．診察の手順としては，①問診および視診，②細隙灯顕微鏡検査，③涙液検査，④その他の検査の順に行われる．問診および視診では，症状，患者背景，リスクファクターなどを検索し，眼瞼の形状，瞼裂幅，瞬目の状態などを視診により観察する．細隙灯顕微鏡検査では，涙液メニスカスの状態，涙液層破壊時間(tear breakup

---

表2 ドライアイの診断基準

1．涙液の異常
　❶シルマー試験第Ⅰ法にて5mm以下
　❷涙液層破壊時間(TBUT) 5秒以下
　　❶，❷のいずれかを満たすものを陽性とする

2．角膜上皮障害 *
　❶フルオレセイン染色スコア　3点以上(9点満点)**
　❷ローズベンガル染色スコア　3点以上(9点満点)**
　❸リサミングリーン染色スコア　3点以上(9点満点)**
　　❶，❷，❸のいずれかを満たすものを陽性とする

*生体染色スコアリングを臨床研究に用いる場合は，用いる治療法や薬剤の特性を考慮して，適宜改変して用いることが望ましい．
**角結膜上皮障害スコアリング(図2)参照．

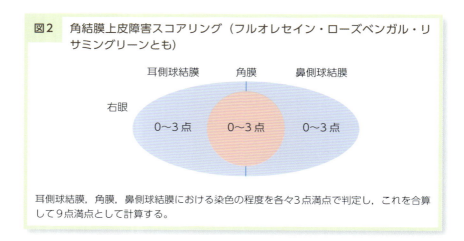

図2 角結膜上皮障害スコアリング（フルオレセイン・ローズベンガル・リサミングリーンとも）

耳側球結膜，角膜，鼻側球結膜における染色の程度を各々3点満点で判定し，これを合算して9点満点として計算する。

表3　ドライアイの分類

涙液分泌減少	シェーグレン症候群		
	非シェーグレン症候群	涙腺異常	
		涙腺管閉塞	
		反射性分泌消失	
蒸散による涙液消失	マイボーム腺異常		
	兎眼		
	その他	コンタクトレンズ	
		瞬目異常	

time；TBUT），角結膜上皮障害の程度および生体染色検査の判定（図2）などを行う。涙液検査では，シルマー第Ⅰ法を行う。また，その他の検査として，tear stability analysis system（TSAS）などによる涙液層の検査，実用視力などもドライアイに関する検査として有用であると考えられている。

ドライアイは，涙液減少型ドライアイと蒸発亢進型ドライアイとに分類される（表3）。涙液減少型ドライアイは，シェーグレン症候群と非シェーグレン症候群とに分類され，シェーグレン症候群は，①口腔内乾燥（ドライマウス）と②乾性角結膜炎（ドライアイ）とを主要症状とする疾患で，膠原病

(全身性エリテマトーデス・強皮症・皮膚筋炎・混合性結合組織病)に合併するものを二次性(続発性)シェーグレン症候群,膠原病を合併しないものを原発性シェーグレン症候群と呼ぶ。シェーグレン症候群は,涙腺や唾液腺を標的とした臓器特異的自己免疫疾患で,慢性的なリンパ球浸潤が涙腺の破壊と機能障害を起こしドライアイを発症するとされている。非シェーグレン症候群の涙腺異常としては,加齢による乾性角結膜炎,サルコイドーシス,リンパ腫,AIDS,移植片対宿主病(GVHD)などで起こる炎症細胞浸潤による涙腺機能不全,糖尿病などによる反射性分泌減少が含まれる。涙腺管閉塞により涙液減少がみられる疾患としては,トラコーマ,眼類天疱瘡,スティーブンス・ジョンソン症候群,化学腐蝕などの瘢痕性結膜疾患が挙げられる。

蒸発亢進型ドライアイの大半は,涙液層の油層の異常で生じることが多く,その代表としてマイボーム腺機能不全がある。外因による蒸発亢進型ドライアイとしては,ビタミンA欠乏,点眼薬などの局所薬または点眼薬に含まれる防腐剤,局所麻酔薬,コンタクトレンズ装用などの影響があり,閉瞼不全を生じる兎眼やアトピー性角結膜炎などの慢性に経過する眼表面疾患も,ドライアイの原因として挙げられている。

近年,short TBUT型ドライアイという概念が提唱されており,①TBUTが著明に短縮するがシルマー試験による涙液量は正常である,②角結膜障害はないかあってもごく軽度である,③眼乾燥感,異物感,開瞼困難などの強い自覚症状を訴えることが特徴とされている。

B 角膜・ドライアイ治療薬の種類と作用機序 (表4〜6)

1 ヒアルロン酸ナトリウム

ヒアルロン酸(hyaluronic acid)は,1934年Meyerら[3]によって,ウシの硝子体から初めて分離された高分子ムコ多糖体である。構造は,N-アセチルグルコサミンとグルクロン酸との2糖単位を反復する長鎖グルコサミ

表4　角膜治療薬

一般名	商品名（企業名）
ヒアルロン酸ナトリウム	ヒアレイン点眼液0.1%，0.3%（参天）
	ヒアレインミニ点眼液0.1%，0.3%（参天）
コンドロイチン硫酸エステルナトリウム	アイドロイチン点眼液1%，3%（参天）
フラビンアデニンジヌクレオチドナトリウム	フラビタン点眼液（トーアエイヨー）
コンドロイチン硫酸ナトリウム・フラビンアデニンジヌクレオチド	ムコファジン（わかもと）
人工涙液	人工涙液マイティア（千寿）

ノグリカンで，分子量が大きく，相互作用が強いため，相互の分子が絡み合うという特性を持つ。したがって，ヒアルロン酸の特徴として，①粘弾性，②保水性，③創傷治癒への関与が挙げられている。

　精製ヒアルロン酸点眼液は，保水性と創傷治癒に対する効果を期待して，シェーグレン症候群，スティーブンス・ジョンソン症候群，眼球乾燥症候群（ドライアイ）などの内因性疾患および，術後，薬剤性，外傷，コンタクトレンズ装用などの外因性疾患による角膜上皮障害に適応がある。

　精製ヒアルロン酸ナトリウム点眼液の保水性は，点眼液に含まれるヒアルロン酸の分子量と濃度により決まるとされている。また，ヒアルロン酸ナトリウム点眼液は，角膜上皮障害に対する治療薬であるため，市販の点眼薬では角膜上皮に対して毒性を有するとされる防腐剤に対する配慮がみられる。

　ヒアレイン®点眼液では防腐剤にベンザルコニウム塩化物が使用されている一方で，防腐剤を含有しないユニットドーズによる使い切り点眼薬としてヒアレイン®ミニ点眼液が販売されている。一方，ティアバランス®点眼液は，保存剤として角膜毒性が軽度とされるクロルヘキシジングルコン酸塩が使用されている。点眼液の濃度は，ヒアレイン®点眼液で0.1%・0.3%，ティアバランス®点眼液で0.1%・0.3%が販売されているため（表5），角膜の病状に合わせて選択することが望ましい。

　角膜創傷治癒に関しては，創傷部にまず，ヒアルロン酸が産生され周囲か

表5　ヒアルロン酸点眼液の比較

商品名	ヒアレイン	ヒアレインミニ	ティアバランス
濃度	0.1%・0.3%	0.1%・0.3%	0.1%・0.3%
分子量	50万〜120万	50万〜120万	50万〜120万
pH	6.0〜7.0	6.0〜7.0	6.5〜7.5
防腐剤・保存剤	ベンザルコニウム塩化物	なし	クロルヘキシジングルコン酸塩
適応疾患*	・シェーグレン症候群，スティーブンス・ジョンソン症候群，眼球乾燥症候群（ドライアイ）等の内因性疾患 ・術後，薬剤性，外傷，コンタクトレンズ装用等による外因性疾患	・シェーグレン症候群またはスティーブンス・ジョンソン症候群に伴う角結膜上皮障害	・シェーグレン症候群，スティーブンス・ジョンソン症候群，眼球乾燥症候群（ドライアイ）等の内因性疾患 ・術後，薬剤性，外傷，コンタクトレンズ装用等による外因性疾患

*ヒアレインとヒアレインミニとでは適応症が異なる

表6　代表的な人工涙液

商品名	企業名	防腐剤	備考
ソフトサンティア	参天	なし	
人工涙液マイティア	千寿	BAK	保険適用
アイリスCL-1ネオ	大正	なし	UD製剤・タウリン配合
ノアールワンティア-α	佐藤	なし	UD製剤
ピュアクルなみだ液EYE	日東メディック	PHMB	リピジュア®を湿潤剤として配合

BAK：ベンザルコニウム塩化物
PHMB：塩酸ポリヘキサニド
リピジュア®：2-メタクリロイルオキシエチルホスホリルコリン・メタクリル酸ブチル共重合体液

らの細胞遊走がはじまり，つぎにコンドロイチン硫酸が産生され，最終的には瘢痕治癒に至るとされている。したがって，創傷部へのヒアルロン酸の塗布は，創傷治癒を促進するとともに，瘢痕形成を抑制すると考えられてい

る。しかし，ヒアルロン酸は白血球の多くに発現がみられるCD44の重要なリガンドであり，白血球が遊走する際の足場になるとされている。

また，炎症組織において，フリーラジカルやヒアルロニダーゼにより分解された低分子ヒアルロン酸には，血管新生作用とサイトカイン，ケモカインおよびマトリックスメタロプロテアーゼの誘導作用とがあるとされている。したがって，炎症性疾患に続発した角膜上皮障害に対しては慎重に投与するべきであり，特に前房蓄膿を伴う感染性角膜炎症例およびシールド潰瘍を伴う春季カタル症例には注意が必要である。

> **臨床ワンポイント**
>
> ### Epithelial crack line・ハリケーン角膜症
>
> Epithelial crack line・ハリケーン角膜症は，細胞毒性による角膜上皮障害の所見で，薬剤毒性角膜症（第4章 *臨床ワンポイント*：**薬剤毒性角膜症**参照）などでみられる。角膜所見は角膜中央部やや下方を中心にみられ，線状，偽樹枝状または渦巻き状（**図：ハリケーン角膜炎**）のフルオレセイン染色所見を呈する。点眼薬毒性の場合，主剤が原因となる場合とベンザルコニウム塩化物（第1章 *臨床ワンポイント*：**ベンザルコニウム塩化物**参照）などの添加剤が原因となる場合とがある。
>
>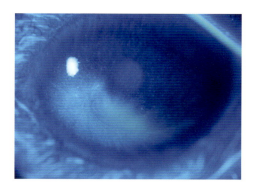

2 コンドロイチン硫酸エステルナトリウム

　角膜の構成成分には，ケラタン硫酸，コンドロイチン，コンドロイチン硫酸などのムコ多糖が含まれている。不透明組織である強膜にはムコ多糖が含まれないことから，角膜の透明性維持にとって重要な働きをしていると考えられている。

　点眼薬として使用されているムコ多糖はコンドロイチン硫酸エステルナトリウム（コンドロン®，アイドロイチン®ほか）である。角膜の透明性保持作用および角膜の乾燥防止による角膜保護作用を目的に使用される。

臨床ワンポイント　人工涙液と保険診療

　人工涙液は，保険適用がある医科向け薬剤とOTC薬剤とがある（表6）。現在，保険適用があるものは，人工涙液マイティア®（千寿製薬）だけであるが，防腐剤が含まれるため，ドライアイや薬剤毒性角膜症などの薬剤毒性の影響を排除したい症例に対する治療薬としては検討を要する。また，OTC製剤の中には，防腐剤フリーでユニットドーズ（UD）製剤として販売されているものがある。

臨床ワンポイント　薬剤毒性角膜症

　薬剤毒性角膜症は，抗緑内障薬（β遮断薬・エピネフリン・ピロカルピン塩酸塩・プロスタグランジン関連薬），防腐剤（ベンザルコニウム塩化物），点眼麻酔薬，アミノグリコシド系抗菌薬，非ステロイド性抗炎症薬などの点眼薬が原因で発症する角膜障害である。

　臨床所見としては，軽症の場合は点状表層角膜症，中等度の場合はハリケーン角膜症やepithelial crack line，重症の場合は遷延性角膜上皮欠損がみられる。治療は，原因となった薬剤を中止し，人工涙液，ヒアルロン酸ナトリウム点眼および眼軟膏点入などを行うが，治療薬には防腐剤が含まれていない薬剤を選択する。

3 フラビンアデニンジヌクレオチドナトリウム

　ビタミンB_2は，フラビンモノヌクレオチド（FMN）と呼ばれるリン酸エステルと，それがアデニル酸と結合したフラビンアデニンジヌクレオチド（FAD）とに大別され，点眼薬として使用されているものはFAD（フラビタン®）である。FADはD-アミノ酸オキシダーゼの補酵素であり，酸化還元反応を触媒する。

　ビタミンB_2の欠乏は，口唇炎，口角びらん，脂漏性皮膚炎（鼻唇襞・耳朶）などのほか，眼には眼瞼の脂漏性皮膚炎，点状表層角膜症などが生じるとされる。

　FADは病態にビタミンB_2の関与が考えられる点状表層角膜症および眼角眼瞼炎に対して効果があるとされている。以前は，流行性角結膜炎でみられる点状上皮下混濁や術後角膜混濁などに対して使用されていたが，効果については明らかではない。

4 ジクアホソルナトリウム

　ジクアホソルナトリウム（ジクアホソル：ジクアス®）は，わが国で初めてドライアイの適応を取得して発売された点眼薬である（表7）。ジクアホソルは，結膜上皮細胞および結膜上皮中のgoblet細胞に存在する$P2Y_2$受容

表7　ドライアイ治療薬

薬剤名	ジクアホソルナトリウム	レバミピド
商品名	ジクアス点眼液3%（参天）	ムコスタ点眼液UD 2%（大塚）
薬理作用	$P2Y_2$受容体刺激作用 ・水分分泌作用（結膜） ・分泌型ムチン増加作用（goblet細胞） ・膜型ムチン増加作用	・分泌型ムチン増加作用 ・Goblet細胞増加作用 ・膜型ムチン増加作用 ・角膜上皮修復作用 ・抗酸化作用 ・抗炎症作用
剤型	マルチドーズ（MD）	ユニットドーズ（UD）
点眼回数	1日6回点眼	1日4回点眼

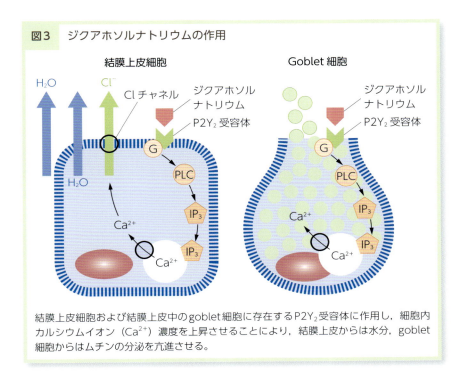

図3 ジクアホソルナトリウムの作用

結膜上皮細胞および結膜上皮中のgoblet細胞に存在するP2Y₂受容体に作用し，細胞内カルシウムイオン（Ca^{2+}）濃度を上昇させることにより，結膜上皮からは水分，goblet細胞からはムチンの分泌を亢進させる。

体に作用し，細胞内カルシウムイオン（Ca^{2+}）濃度を上昇させることにより，結膜上皮からは水分，goblet細胞からは分泌型ムチン（MUC5AC）の分泌を亢進させる薬剤である（図3）。これらの作用により，ドライアイ症状やTBUTおよび角結膜上皮障害が改善するとされる。

臨床ワンポイント　水疱性角膜症と点眼薬

　水疱性角膜症に代表される角膜の浮腫性混濁に対して，高張点眼液が用いられる場合がある。高張点眼液の使用により，角膜浮腫が軽減し，一時的に角膜の透明度が向上するため，患者の自覚症状である霧視や異物感を軽減させることができる。実際には，2％または4％NaCl溶液点眼，グリセリン点眼などが自家製点眼薬として使用されている。

副作用としては，点眼時の刺激感があげられている。また，使用中に白色の粘性分泌物の増加や結膜嚢内に透明な粘液貯留がみられることがある。

5 レバミピド

レバミピド懸濁点眼液（レバミピド：ムコスタ®）は，ドライアイ治療薬として承認されたムチン産生促進薬である（表7）。レバミピドの角結膜上皮に対する作用は多彩であり，①分泌型ムチンに関連して結膜ムチンやgoblet細胞を増加させる作用，②膜型ムチンに関連して膜型ムチンの増加や上皮細胞のmicrovilliを修復する作用，③角膜バリアに関連して角膜バリアとしてのtight junction障害を抑制する作用，④角結膜上皮障害の修復作用，⑤抗炎症作用に関連して，上皮由来サイトカインの産生抑制作用，好酸球浸潤抑制作用および好中球活性化抑制作用などが報告されている。

臨床的には，ドライアイに関連する自覚症状の改善効果として，異物感や眼痛に対する改善効果に優れているとされる。また，他覚所見に対しては，フルオレセイン染色スコアの改善，TBUTの延長がみられるとされる。

副作用としては，点眼時の霧視と点眼後の苦味があげられており，使用中に涙嚢炎や涙道閉塞が生じることがあるため注意喚起されている。

ドライアイの病型別薬剤選択の方法・治療薬選択のコツ

1 シェーグレン症候群

シェーグレン症候群に対しては，ドライアイ治療薬（ジクアホソル，レバミピド）の上市以降，ドライアイ治療薬が第一選択薬となっている。特に，ジクアホソルは，涙腺を介さない結膜からの水分分泌作用を有することから，涙液減少型ドライアイであるシェーグレン症候群に対して適応がある。

米国ではシェーグレン症候群の重症例に対して，抗炎症作用を期待してシクロスポリン点眼薬が用いられることが報告されているが，わが国で販売さ

れているシクロスポリン点眼薬はシェーグレン症候群に対する適応はない。

　薬物療法以外には，涙点プラグ，自己血清点眼などの併用が行われることがある。

2　SLK型ドライアイ

　ドライアイ症例の中で，上輪部角結膜炎（superior limbic keratoconjunctivitis；SLK）を合併し，上方球結膜を中心としたフルオレセイン染色所見およびビロード状乳頭増殖がみられるものをSLK型ドライアイとしている。SLK型ドライアイの病態は，涙液減少に伴う瞬目時の摩擦亢進であると考えられている。摩擦の軽減を目的として，ムチン分泌を促進するジクアホソル点眼薬やレバミピド点眼薬が用いられる。

　点眼薬以外の治療法としては，涙点プラグが適応であるとされている。

臨床ワンポイント　自己血清点眼

　自己血清点眼は，自己の血清または血清の希釈液を点眼薬として使用する治療法である。重症ドライアイや遷延性角膜上皮欠損の症例に使用されることがある。自己血清点眼の作製方法を表8に記載した。

　自己血清点眼は，血清中に存在する物質による角結膜障害の修復促進を期待したものである。

表8　自己血清点眼の作り方
1. 採血後の患者血液を3,000rpmで3分間遠心分離を行う
2. フィブリン層（フィブリンおよび血清）を試験管壁を擦るようにしながら硝子棒またはブジー針などを用いて撹拌する
3. 再び3,000rpmで3分間遠心分離を行う
4. 18G針付き注射器で血清を採取し，メンブランフィルター（0.45μm）でろ過する
5. 点眼瓶に分注する

3 Short TBUT型ドライアイ

　Short TBUT型ドライアイは，涙液量は異常を示さないにもかかわらず，涙液安定性が不良であるためにドライアイ症状が生じると考えられている。Short TBUTの原因としてムチン異常を指摘した報告があるが，詳細な病態に関しては不明な点が多い。治療には，ムチン分泌を促進するジクアホソル点眼薬やレバミピド点眼薬が用いられる。

（庄司　純）

臨床ワンポイント　上輪部角結膜炎

　上輪部角結膜炎（superior limbic keratoconjunctivitis；SLK）は，1963年Theodoreらにより報告された疾患で，①上眼瞼結膜の炎症，②上方球結膜の炎症，③上方角膜および輪部に点状の生体染色陽性像，④上方輪部の増殖，⑤上方輪部または上方1/4の角膜の糸状角膜炎が特徴としてあげられている。

　原因は不明であるが，約1/3が甲状腺機能亢進症，1/3がドライアイを合併することから，上眼瞼結膜と球結膜との機械的摩擦により生じると考えられている。

文献

1) 澤　充：角膜上皮障害の臨床分類と診断の進め方．眼科診療プラクティス7 眼表面疾患の診療，木下　茂 編，文光堂，1993，pp40-43
2) 島崎　潤（ドライアイ研究会）：2006年ドライアイ診断基準．あたらしい眼科 24：181-184, 2007
3) Meyer K, Palmer JW：The polysaccharide of the vitreous humor. J Biol Chem 107：629-634, 1934
4) Uematsu M, Kumagami T, Shimoda K et al：Influence of alkyl chain length of benzalkonium chloride on acute corneal epithelial toxicity. Cornea 29：1296-1301, 2010
5) 横井則彦：ドライアイの治療方針：TFOT．あたらしい眼科 32：9-16, 2015

症例でみる 点眼薬の使い方

| 症例 1 | 再発性角膜上皮びらん：眼軟膏が重要 |

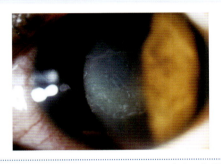

病　　歴	45歳，男性。1カ月前に木の枝で受傷。近医で角膜びらんと診断され，点眼薬治療後に治癒。前日の起床時に眼痛を自覚し，症状が軽快しないため受診
初診時所見	角膜中央に角膜の接着障害を疑わせる上皮の剥離，浮腫，混濁が広範囲にみられ，一部角膜上皮びらんを伴っていた
検査・診断	既往歴と細隙灯顕微鏡所見により再発性角膜上皮びらんと診断
処　方　例	❶ヒアレイン®点眼液0.1％：1日4回 ❷タリビッド®眼軟膏：1日1回就寝前

コメント 　再発性角膜上皮びらんは，紙，木の枝，爪などによる角膜外傷後に発症する場合が多い。その病態として，角膜上皮基底膜が障害された場合にみられるとされることから，角膜外傷のほか，格子状角膜ジストロフィなどの角膜ジストロフィや糖尿病角膜症などの場合にもみられることがある。

　起床時に突然眼痛を自覚して発症するという特徴を有する。細隙灯顕微鏡所見の特徴は，上皮欠損の大きさは様々であるが，周囲に浮腫状に浮いた上皮がみられるとされている。フルオレセイン染色では，上皮欠損部が染色されるとともに，周囲の浮腫状上皮の部分はフルオレセインを弾いて染色されにくい領域として観察されるのが特徴である。また，初期病変や治癒過程で，上皮内に小さな白色の点状または地図状混濁を生じることがある。これ

はmap-dotパターンと呼ばれ，map-dot-finger print dystrophyでみられる所見に類似したものである。Map-dotパターンが観察される限り，再発の危険があるとして治療を継続することが望ましい。

　治療薬の処方としては，昼間にヒアルロン酸ナトリウム点眼を行い，就寝前に眼軟膏点入を行うことが基本である。本症は，就寝中に閉瞼することで病変部の浮腫が増強し，病状が悪化する一方で，開瞼により水分が眼表面から蒸発して病変の浮腫が軽減されるために病状が軽快する，ということを繰り返すとされている。これを特徴づける症状として，起床時には眼痛や異物感が強くみられるが，軽症例では昼頃になると症状が消失する場合などである。したがって，就寝中の浮腫の増強を予防するために就寝前の眼軟膏点入が良いとされている。この処方は，遷延する角膜上皮障害に応用することもでき，糖尿病角膜上皮症，薬剤性角膜上皮障害などの場合にも有用である。

Map-dot pattern

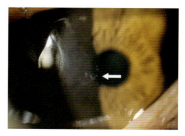

Map-dot patternは，map-dot-finger print dystrophyでみられる，上皮の点状または地図状混濁（←）で，上皮の接着障害を示唆する所見である。細隙灯顕微鏡では，幅広スリットによる直接照明法により観察される。

症例 2　シェーグレン症候群：乾燥と炎症に対する治療

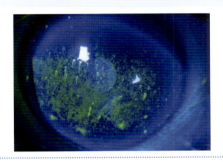

病　　歴	62歳，女性。関節リウマチの治療中に眼痛，眼異物感の症状が出現。徐々に自覚症状が悪化するためシェーグレン症候群を疑われ，眼科精査目的で受診
検査・診断	細隙灯顕微鏡所見では，両眼の瞼結膜にビロード状乳頭増殖および両眼角膜に糸状角膜炎を伴う点状表層角膜症がみられ，フルオレセイン染色スコアは右眼8点，左眼8点であった。シルマー試験は右眼0mm，左眼1mm，TBUTは右眼1秒，左眼1秒であった。これらの検査所見からシェーグレン症候群と診断
処 方 例	❶ジクアス®点眼液3％：1日6回 ❷フルメトロン®点眼液0.1％：1日1回

コメント　シェーグレン症候群でみられるドライアイの病態は，涙液減少に伴う眼表面の乾燥と炎症である。角膜所見が強い症例では乾燥が強いと判断し，結膜所見が強い症例では炎症が強いと判断して治療薬を選定する。乾燥が強い症例に対してはムチン分泌促進作用に加えて水分分泌促進作用を持つジクアホソル点眼液を選択する。また，人工涙液やヒアルロン酸点眼液を併用する場合もある。涙液量の少ない症例に対しヒアルロン酸点眼を過剰に投与すると，かえって角膜表面が乾燥状態になる症例があり，注意を要する。

　角膜に糸状角膜炎がみられる症例では，涙液減少による瞼結膜と角膜との摩擦亢進を考え，ムチン分泌促進作用を持つジクアホソル点眼液あるいはレバミピド点眼液を選択する。

　欧米では，シェーグレン症候群が自己免疫疾患であるとされており，眼表

面の炎症に対してシクロスポリン点眼液が処方されている。しかし，わが国では，シクロスポリン点眼液のシェーグレン症候群に対する治療は承認されていない。炎症に対する治療を目的としてわが国では副腎皮質ステロイド（ステロイド）点眼薬が使用されるが，その場合には，フルオロメトロン点眼液1日1回程度の併用が望ましい。

ステロイド点眼薬の投与量が多すぎたり，ベタメサゾン点眼薬などの高力価製剤を投与した場合には，角膜上皮障害が悪化してドライアイ症状を増悪させる可能性があるため，注意が必要である。

ワンポイントアトラス 移植片対宿主病（GVHD）

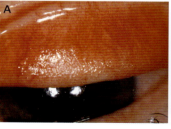
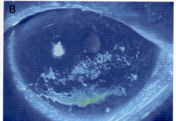

上眼瞼結膜にはビロード状乳頭増殖（A）がみられることがある。角膜には落屑状点状表層角膜症（B）がみられる。全体的な他覚所見は，シェーグレン症候群に類似する。

症例 3　SLK型ドライアイ：瞬目時の摩擦に対する治療

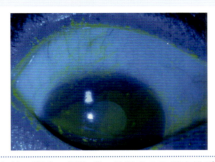

病　　歴	58歳，女性。眼痛，異物感・乾燥感の自覚症状が強く，開瞼困難や夜間の乾燥感に対して市販の点眼薬を使用していたが，症状が改善せず精査目的で受診
検査・診断	細隙灯顕微鏡所見は，両眼の上方球結膜に充血が強く，両眼角膜上方に点状表層角膜症がみられた。フルオレセイン染色では，瞼裂部の球結膜および角膜に点状の染色所見がみられるほか，上方球結膜および上方角膜にもフルオレセイン染色所見がみられた。シルマー試験は，右眼2mm，左眼2mm，TBUTは右眼3秒，左眼3秒であった。上輪部角結膜炎（SLK）型ドライアイ症例と診断
処方例	ムコスタ®点眼液UD 2%：1日4回

コメント　上輪部角結膜炎（superior limbic keratoconjunctivitis；SLK）は，①上眼瞼結膜の炎症，②上方球結膜の炎症，③上方角膜および輪部に点状の生体染色陽性像，④上方輪部の増殖，⑤上方輪部または角膜上方1/4の糸状角膜炎などを特徴とする角結膜炎である。原因は不明であるが，約1/3が甲状腺機能亢進症，1/3がドライアイを合併することから，上眼瞼結膜と球結膜との機械的摩擦が病態に深く関与していると考えられている。特に，ドライアイに合併するSLKは，涙液減少に伴う摩擦亢進が強いとされるため，レバミピドやジクアホソルナトリウムに代表されるムチン関連点眼薬により瞼結膜と球結膜との摩擦を軽減させる治療を行う。

　重症例に対しては，涙点プラグの挿入を併用することで，治療効果が向上する。

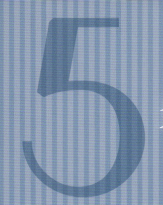

炎症治療薬

I．副腎皮質ステロイド薬

　ステロイド薬を理解するための基礎知識

　副腎皮質ステロイド（ステロイド）薬は，酢酸コルチゾンやヒドロコルチゾンに代表される天然ステロイドと，その他の合成ステロイドに分けられる。合成ステロイドの特徴は，ミネラルコルチコイド作用をもたないために電解質に対する作用はほとんどみられないが，副腎皮質ホルモンとしてのグルココルチコイド作用は失われていない点である。

　ステロイドの作用機序は，細胞の核内での転写制御である。ステロイドは，細胞膜を通過して，細胞質内に存在するステロイド受容体と結合する。ステロイド受容体は，2分子のheat-shock protein（熱ショック蛋白）と結合しているが，ステロイドと結合することによりheat-shock proteinが離れ，ステロイド－ステロイド受容体の複合体が形成される。ステロイド－ステロイド受容体は核内へと移動し，DNAの特異的結合部位に結合して特定遺伝子のmRNAへの転写を正または負の方向へと変化させる。したがって，ステロイドは転写調節因子として作用し，蛋白の転写が調節されることにより薬理作用を発揮すると考えられている（図1）。

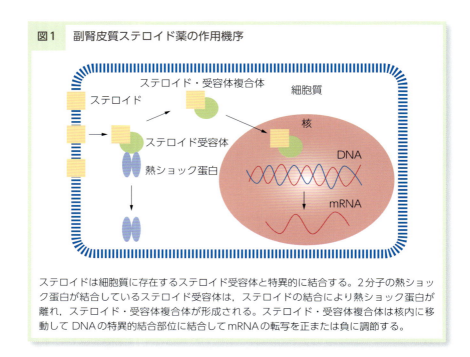

図1 副腎皮質ステロイド薬の作用機序

ステロイドは細胞質に存在するステロイド受容体と特異的に結合する。2分子の熱ショック蛋白が結合しているステロイド受容体は、ステロイドの結合により熱ショック蛋白が離れ、ステロイド・受容体複合体が形成される。ステロイド・受容体複合体は核内に移動してDNAの特異的結合部位に結合してmRNAの転写を正または負に調節する。

ステロイド薬の剤型は、注射薬、経口薬、坐薬、外用薬がある。点眼薬および眼軟膏は外用薬に分類されている。

B ステロイド薬の種類と作用機序

点眼薬として販売されているステロイド薬は、合成ステロイドだけである。点眼薬および眼軟膏の種類を表1に示した。

ステロイド点眼薬の適応になる疾患（表2）は、外眼部疾患、前眼部疾患および虹彩炎・ぶどう膜炎であり、網膜・硝子体疾患、視神経疾患および眼窩内疾患に対しては効果がないと考えられている。網膜・硝子体疾患に対してステロイド薬を使用する場合には、テノン囊下注射、硝子体内注射、全身投与などの投与ルートで行われている。

表1 副腎皮質ステロイド薬（点眼・眼軟膏）

一般名	商品名（企業名）	剤形	備考
デキサメタゾンメタスルホ安息香酸エステルナトリウム	サンテゾーン（参天）	点眼液 眼軟膏	
プレドニゾロン	プレドニン（塩野義）	点眼液 眼軟膏	
ベタメタゾンリン酸エステルナトリウム	リンデロン（塩野義）	点眼液（0.01％）・眼耳鼻科用液(0.1％)	
フラジオマイシン硫酸塩・ベタメタゾンリン酸エステルナトリウム	リンデロンA（塩野義）	点眼・点鼻用液 眼・耳科用軟膏	㊝アミノグリコシド系薬・バシトラシン過敏症
デキサメタゾンリン酸エステルナトリウム	オルガドロン（MSD・第一三共）	点眼・点耳液	
フラジオマイシン硫酸塩・メチルプレドニゾロン	ネオメドロールEE（ファイザー）	軟膏	㊝アミノグリコシド系薬・バシトラシン過敏症
フルオロメトロン	フルメトロン（参天）	点眼液	
ヒドロコルチゾン酢酸エステル	HCゾロン（日本点眼）	点眼液	

表2 副腎皮質ステロイド点眼薬療法の適応疾患

部位	疾患名
眼瞼	アトピー性眼瞼炎・接触性眼瞼皮膚炎・湿疹性眼瞼炎
結膜	アレルギー性結膜炎・春季カタル・アトピー性角結膜炎 巨大乳頭結膜炎・フリクテン性結膜炎
角膜	角膜実質炎・角膜内皮炎・フリクテン性角膜炎・周辺角膜潰瘍 モーレン角膜潰瘍
強膜	上強膜炎・強膜炎
ぶどう膜	虹彩毛様体炎・原田病・サルコイドーシス・ベーチェット病 急性前部ぶどう膜炎・術後虹彩炎

C ステロイド点眼薬の病型別薬剤選択の方法・治療薬選択のコツ

1 ステロイド点眼薬の日常診療での使い方

　ステロイド点眼薬の適応疾患としては，眼瞼炎，結膜炎，角膜炎，上強膜炎，強膜炎，前部ぶどう膜炎，手術後炎症が挙げられる（表2）[1]。

　点眼薬の場合，ステロイド薬の種類，濃度と点眼回数により臨床効果が異なる。強い臨床効果を期待する場合の処方はベタメタゾンリン酸エステルナトリウム（リンデロン®）1日4回で，前部ぶどう膜炎，強膜炎，角膜実質炎などに対する処方が基本となる。一方，眼瞼炎，結膜炎，上強膜炎などに対してマイルドな臨床効果を望む場合にはフルオロメトロン（フルメトロン®，オドメール®）1日2回が処方の基本である。これらの処方を基準として，症状を観察しながら増量もしくは減量していくが，副作用発現を回避するため，有効量を確保しつつ最低量の処方に変更していくことが望ましい。

　ステロイド薬を中止する場合，リバウンド現象（*臨床ワンポイント*：**ステロイド離脱困難・リバウンド現象**）により離脱困難になることに注意が必要である。したがって，ステロイド薬の中止の方法として，漸減療法が

ステロイド離脱困難・リバウンド現象

　ステロイド薬のリバウンド現象とは，ステロイド薬の中止により治療対象となった疾患が再燃することである。リバウンド現象のためにステロイド薬を中止できなくなることが，ステロイド離脱困難である。

　リバウンド現象に特有な症状はなく，対象疾患の症状が悪化し重症化することがリバウンド現象の所見であるため，疾患の再燃かリバウンド現象かの判断は困難である。点眼薬の場合，投薬中止後2～3週間目がリバウンド現象の好発時期であるため，特に注意してこの時期の臨床症状を観察すべきである。

行われる場合がある。点眼薬での漸減療法は，同一の点眼薬の回数を減らしていく方法と薬剤の濃度と種類を効果の弱い薬剤へと徐々に変更していく方法とがある。

2 ステロイド点眼薬の副作用

ステロイド点眼薬の注意すべき副作用は，ステロイド緑内障（眼圧上昇），ステロイド白内障，前眼部感染症の誘発である[2]。

a ステロイド緑内障

ステロイド点眼薬による眼圧上昇は，長期間継続して使用した場合に生じるとされている。眼圧が上昇する時期は，点眼開始後2週間目以降に多いとされるが，ステロイドレスポンダー（**臨床ワンポイント：ステロイドレスポンダー**）の症例では，もっと早期から眼圧上昇がみられることがあるために注意が必要である。眼圧上昇後，直ちに点眼を中止すれば，眼圧は下降するとされているが，放置されたものはやがて視野欠損を生じ，ステロイド緑内障に移行する（図2）。

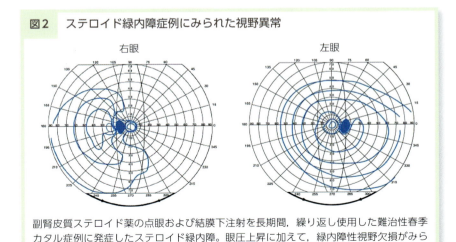

図2 ステロイド緑内障症例にみられた視野異常

副腎皮質ステロイド薬の点眼および結膜下注射を長期間，繰り返し使用した難治性春季カタル症例に発症したステロイド緑内障。眼圧上昇に加えて，緑内障性視野欠損がみられる。

> **臨床ワンポイント　ステロイドレスポンダー**
>
> 副腎皮質ステロイド薬の使用時に眼圧上昇が起こりやすい体質をステロイドレスポンダーと呼ぶ。また，Beckerら[3]が提唱した点眼試験は，ベタメタゾンリン酸エステルナトリウム1日4回を3週間行い眼圧の変化をみる方法で，眼圧の上昇があれば，ステロイドレスポンダーとして注意したほうが良いとされる。

b ステロイド白内障

ステロイド白内障は，ステロイド薬の内服等による全身投与で生じやすいとされるが，長期の点眼治療でも発症することがある。ステロイド白内障の水晶体混濁は後嚢下混濁が代表的所見である（図3）が，皮質混濁で発症する場合もある。

c 前眼部感染症

ステロイド点眼薬で誘発される前眼部感染症の代表は，単純ヘルペス角膜炎であり，大半は樹枝状角膜炎で発症する（図4）。また，長期使用により真菌性角膜炎の発症も増えるとされており，真菌の中でも酵母型真菌であるカンジダ属による真菌性角膜炎に注意する必要がある（図5）。細菌では緑膿菌角膜炎が発症しやすいとの報告がある。

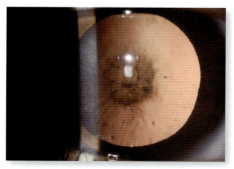

図3　ステロイド白内障
ステロイド白内障は，水晶体後嚢下混濁が特徴とされる。

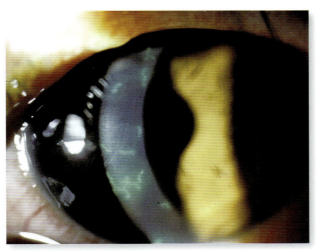

図4　単純ヘルペス角膜炎
アトピー性角結膜炎に対する副腎皮質ステロイド薬の点眼治療中に発症した単純ヘルペス角膜炎。アトピー素因を有する症例では，非典型的樹枝状病変が多発する場合がある。

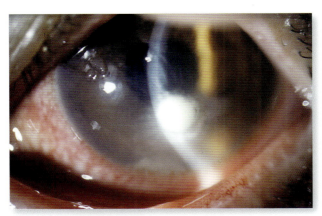

図5　カンジダ混合感染症例
実質型単純ヘルペス角膜炎に対する副腎皮質ステロイド薬の点眼治療中に合併したカンジダ角膜炎。副腎皮質ステロイド薬の治療により酵母型真菌の感染症を合併することがある。

Ⅱ. 非ステロイド性抗炎症薬（NSAIDs）

A　NSAIDs点眼薬を理解するための基礎知識

　非ステロイド性抗炎症薬（non-steroid anti-inflammatory drugs；NSAIDs）は，ステロイド以外で抗炎症作用を有する薬物群を示した名称で，その主たる薬理作用は抗炎症作用と鎮痛解熱作用である。

　NSAIDsは，シクロオキシゲナーゼ（COX）阻害により抗炎症作用と鎮痛解熱作用を発揮するとされるが（図6），COX阻害作用が弱いアセトアミノフェンやCOX阻害作用がない塩基性NSAIDs（チアラミド塩酸塩・エモルファゾン）に関しても，抗炎症作用と鎮痛解熱作用を有することから同類の薬剤として分類されている（表3）。

　NSAIDsの薬理作用は，①鎮痛作用，②消炎作用，③解熱作用，④抗血小板作用に大別される。NSAIDs点眼薬は，主に消炎を目的として使用されている[4]。

B　NSAIDs点眼薬の種類と作用機序

　NSAIDsは，化学構造により酸性と塩基性とに分類される。現在点眼薬として発売されているNSAIDsは，酸性NSAIDsのプラノプロフェン，ジクロフェナクナトリウム，ブロムフェナクナトリウム，ネパフェナクである（表4）。

1　プラノプロフェン

　0.1％水性点眼液としてニフラン®点眼液，プロラノン®点眼液などが販売されている。外眼部および前眼部の炎症性疾患に適応がある。

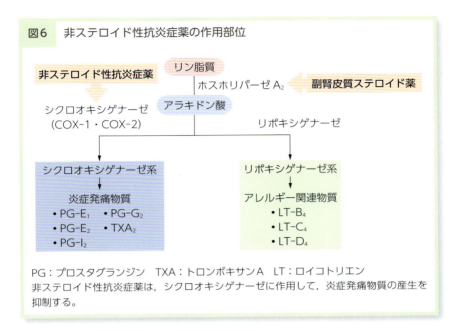

図6 非ステロイド性抗炎症薬の作用部位

PG：プロスタグランジン　TXA：トロンボキサンA　LT：ロイコトリエン
非ステロイド性抗炎症薬は，シクロオキシゲナーゼに作用して，炎症発痛物質の産生を抑制する。

表3 非ステロイド性抗炎症薬の分類

酸性	サリチル酸系		アスピリン・サリチル酸
	アントラニル酸系		メフェナム酸
	アリール酢酸系	フェニル酢酸系	ジクロフェナクナトリウム
		インドール酢酸系	インドメタシン・スリンダク
		イソキサゾール酢酸系	モフェゾラク
		ピラノ酢酸系	エトドラク
		ナフタレン系	ナブメトン
	プロピオン酸系		イブプロフェン・ロキソプロフェン・ナプロキセン
	オキシカム系		アンピロキシカム・メロキシカム・ロルノキシカム
塩基性			チアラミド塩酸塩・エモルファゾン

表4 非ステロイド性抗炎症点眼薬

一般名	商品名（企業名）	適応症・特徴
プラノプロフェン	ニフラン （千寿-武田）	外眼部・前眼部の炎症性疾患の対症療法
ジクロフェナク ナトリウム	ジクロード （わかもと）	白内障手術後の炎症症状，術中・術後合併症防止
ブロムフェナク ナトリウム	ブロナック （千寿-武田）	外眼部・前眼部の炎症性疾患対症療法
ネパフェナク	ネバナック （日本アルコン）	内眼部手術における術後炎症

2 ジクロフェナクナトリウム

0.1％水性点眼液としてジクロード®点眼液などが販売されている。白内障手術時における術後炎症および術中・術後合併症予防が適応症である。

3 ブロムフェナクナトリウム

0.1％水性点眼液としてブロナック®点眼液が販売されている。外眼部および前眼部の炎症性疾患に適応がある。

4 ネパフェナク

0.1％懸濁水溶液としてネバナック®懸濁性点眼液が販売されている。内眼部手術に対する術後炎症に適応がある。

ネパフェナクは，角膜透過性に優れたプロドラッグで，眼内で加水分解されてアンフェナクとなり，効果を発揮する。プロドラッグであるため，角膜上皮障害などの角膜に対する副作用が軽減される可能性が考えられている。

5 アズレンスルホン酸ナトリウム

AZ点眼液®などが販売されており，非ステロイド性抗炎症薬に分類されている。急性結膜炎，慢性結膜炎，アレルギー性結膜炎，表層角膜炎，眼瞼縁炎，強膜炎に対して適応がある。

6 グリチルリチン酸二カリウム

ノイボルミチン®点眼液として販売されており，非ステロイド性抗炎症薬に分類されているが，抗アレルギー作用を有することから，アレルギー性結膜炎に対しての適応がある。

NSAIDs点眼薬の病型別薬剤選択の方法・治療薬選択のコツ

1 NSAIDs点眼薬の日常診療での使い方

a 外眼部・前眼部炎症性疾患

眼瞼炎，結膜炎，角膜炎，上強膜炎，強膜炎に対して治療効果があると考えられており[4]，プラノプロフェンとブロムフェナクナトリウムが前眼部の炎症性疾患に対して適応がある。しかし，シクロオキシゲナーゼ阻害薬であるNSAIDsの使用によりリポキシゲナーゼ系により産生されるロイコトリエンが増加する場合があるため，病態にロイコトリエンの関与があるアレルギー性結膜疾患での使用は注意が必要で，消炎作用の効果を見極めながら使用する必要がある。

また，NSAIDsは，角膜に対して遷延性角膜上皮欠損や創傷治癒遅延などの副作用を有するとされていることから，角膜潰瘍や角膜上皮障害を伴う角膜炎に対しての長期使用は避けるべきである。前眼部疾患に対する消炎効果は，副腎皮質ステロイド薬よりも弱いため，免疫反応が強く関与する結膜炎，角膜炎および強膜炎などに対して使用した場合には，その有効性を短期間のうちに見極め，効果が不十分な場合には適切な消炎治療に変更する。

b 白内障手術

白内障手術において，術中の縮瞳予防および術中炎症予防を目的としてNSAIDsの点眼を行う[5]。点眼薬には，適応症を有するジクロフェナクナト

リウム（ジクロード®）またはネパフェナク（ネバナック®）のいずれかを選択する。点眼方法は，ジクロフェナクナトリウムでは術前3時間，2時間，1時間，30分の合計4回の点眼を行う。ネパフェナクの手術日点眼は，術前3回，術後1回とされている。

術後炎症に対しては，1日3回の点眼を継続する。術後炎症に対しては，眼血液柵の障害を軽減する作用により炎症を軽減させるとされており，その効果は副腎皮質ステロイド薬点眼よりも有用であると報告されている[6]。術後の前房内フィブリン析出に対しても抑制効果があるとされている。

C 虹彩炎・ぶどう膜炎

前房内の起炎物質であるプロスタグランジン（PG）の作用を抑制して抗炎症作用を発揮すると考えられているが，実際の臨床効果の詳細については不明な点も多い。前房内のPG-EおよびPG-Fは，眼圧上昇に作用することから，続発緑内障における眼圧上昇抑制にも有用であると考えられている。Posner-Schlossman症候群における眼圧上昇に対してもNSAIDsが有用であるとされている。

2 NSAIDs点眼薬の副作用

NSAIDs点眼薬を長期間使用すると，難治性角膜上皮障害が生じることがある。重症例では角膜穿孔の報告がある。

III. 消炎酵素薬

 ## 消炎酵素薬を理解するための基礎知識

消炎酵素薬は，①蛋白質分解酵素（トリプシン，プロナーゼなど），②プラスミン製剤，③線溶賦活薬（ウロキナーゼ），④線溶阻害薬（トランサミンなど），⑤ムコ多糖分解酵素（リゾチーム）などの抗炎症作用を有する酵

素薬の総称である。酵素薬における消炎作用の詳細については不明な点が多く，抗浮腫作用および抗腫脹作用が主体であり，抗炎症作用はないとする説もある。

B 消炎酵素薬の種類と作用機序

点眼薬として使用できる消炎酵素薬は塩化リゾチームだけである。

1 塩化リゾチーム

塩化リゾチーム（リゾチーム塩酸塩）は，卵白から抽出，精製して得られるポリペプチドで，ムコ多糖分解酵素である。溶菌作用，抗ヒスタミン作用，抗アレルギー作用，出血抑制作用などがあるとされている。また，ムコ多糖の生合成や代謝に関与することから，角膜の創傷治癒期間を短縮する作用が報告されている。

点眼薬は，ムコゾーム®点眼液として販売されており，慢性結膜炎に対する適応がある。卵白からの抽出物のため，点眼時にアレルギー反応が生じることがあり，特に卵白アレルギーを有する症例では注意を要する。

（庄司　純）

臨床ワンポイント　COX-1とCOX-2

シクロオキシゲナーゼ（COX）には3種類のアイソザイムが報告されており，COX-1，COX-2，COX-3と呼ばれている。COX-1は，胃粘膜や血小板などを含む多くの細胞で発現がみられる。これが，抗血小板作用や副作用としての胃粘膜障害が生じる理由ともなっている。COX-2は，炎症細胞に刺激が加わった際に発現されると考えられている。したがって，COX選択性のないNSAIDsでみられる消化性潰瘍などの副作用を軽減する目的で，COX-1阻害作用がなく，COX-2の阻害作用を有するCOX-2阻害薬が開発されている。

文献

1) 毛塚剛司, 臼井正彦：薬物選択の論点, 副腎皮質ホルモン薬. 眼科 48：193-201, 2006
2) 柏木賢治：ステロイド点眼薬の眼科的副作用. あたらしい眼科 25：437-442, 2008
3) Becker B：Intraocular pressure response to topical corticosteroid. Invest Ophthalmol 4：198-205, 1965
4) 内尾英一：薬物選択の論点, 非ステロイド性抗炎症薬. 眼科 48：223-232, 2006
5) Sawa M, Masuda K：Topical indomethacin in soft cataract aspiration. Jpn J Ophthalmol 20：514-519, 1976
6) Mochizuki M, Sawa M, Masuda K：Topical indomethacin in intracapsular extraction of senile cataract. Jpn J Ophthalmol 21：215-226, 1977

緑内障治療薬

A 緑内障の基礎知識

1 緑内障の定義

緑内障の本態は「進行性の網膜神経節細胞の消失とそれに対応した視野異常である緑内障性視神経症（glaucomatous optic neuropathy；GON）」と考えられる。その病態は，かつては「高い眼圧を原因とした不可逆性の視神経障害」として捉えられていた[1]。しかし，わが国の緑内障疫学調査により正常眼圧緑内障（normal tension glaucoma；NTG）の存在が明らかにされたことを契機として，緑内障の定義は「視神経と視野に特徴的変化を有し，眼圧の十分な下降により視神経障害の悪化を抑制しうる疾患」として見直しがされた[2]。

2 緑内障の分類

緑内障は一般に，眼圧上昇を来たし得る疾患の有無および付随する要因により分類される。基本的には①眼圧上昇ないし視神経障害の原因を他の疾患に求めることのできない原発緑内障（primary glaucoma），②他の眼疾患や全身疾患あるいは薬物使用などにより眼圧上昇が生じる続発緑内障（secondary glaucoma），③胎生期の隅角発育異常により眼圧上昇を来す発達緑内障（developmental glaucoma）の3病型に大別される。

さらに，臨床的な立場から隅角所見を加味し，例えば，原発緑内障は原発

> **図1** 緑内障の病型
>
> | **Ⅰ．原発緑内障** | 眼圧上昇/視神経障害の原因を他疾患に求めることができない緑内障 |
>
> 1. 原発開放隅角緑内障（広義）
>   ❶原発開放隅角緑内障
>   ❷正常眼圧緑内障
> 2. 原発閉塞隅角緑内障
>   ❶原発閉塞隅角緑内障
>   ❷プラトー虹彩緑内障
> 3. 混合型緑内障
>
> | **Ⅱ．続発緑内障** | 他の全身疾患・眼疾患・薬物使用などにより眼圧が上昇 |
>
> 1. 続発開放隅角緑内障
> 2. 続発閉塞隅角緑内障
>
> | **Ⅲ．発達緑内障** | 胎生期の隅角発達異常により眼圧が上昇 |
>
> 1. 早発型発達緑内障
> 2. 遅発型発達緑内障
> 3. 他の先天異常を伴う発達緑内障
>
> （文献2より引用）

開放隅角緑内障（primary open angle glaucoma；POAG）と原発閉塞隅角緑内障（primary angle-closure glaucoma；PACG）に分類される（図1）。

3　緑内障の治療

　緑内障では視神経が障害され視力・視野障害を呈するが，障害された視神経を回復する手段は確立されていない。現在，主たる治療は19世紀後半以来，種々の検証を通してその有用性が確立された「眼圧を下げること」に限られる。眼圧が十分に下降しても，視神経障害悪化の阻止はできず[3]，悪化速度がスローダウンするに過ぎない。しかし，緑内障は視力や視野を含めた視機能を慢性かつ進行性に傷害する疾患であり，生涯にわたる生活の質

(quality of life；QOL) あるいは見え方の質 (quality of vision；QOV) を確保するには，眼圧レベルに注目し眼圧下降にいそしまざるを得ない。

さて，緑内障性視神経障害の悪化に関わる最大の危険因子は「絶対的・相対的な高眼圧」や眼圧の変動である。しかし，他にも眼圧とは直接的に関連しない乳頭出血 (disc hemorrhage；DH)，加齢，家族歴，近視などが危険因子として挙げられている。非眼圧関連因子に対しても緑内障治療としては，眼圧をより低いレベルまで下降させることに留まる。

4 緑内障における眼圧上昇の病態

眼圧は房水の産生・排出のバランスが維持されることによりコントロールされている。房水は毛様体で産生され，後房から瞳孔を介して前房に至る間に角膜・水晶体・硝子体など血管がない組織を栄養した後，隅角部分を通過し，眼外に排出される。なお，隅角から眼外への排出経路は主経路と副経路の2つに分けられる（図2）。

房水の産生はほぼ一定（2～3μL/分）であり，産生過剰による病的な眼圧上昇は証明されていないため，眼圧は「房水の排出障害により上昇する」

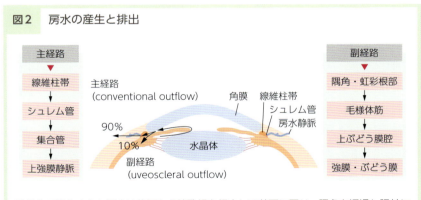

図2 房水の産生と排出

毛様体で産生された房水は後房から瞳孔縁を経由して前房に至り，隅角を通過し眼外に排出される。隅角から眼外への経路は主経路（conventional outflow）と副経路（uveoscleral outflow）に分けられる。ヒトでは主経路からが90％，副経路からが10％の割合で房水が排出されると考えられている。

図3　隅角とその付近の解剖

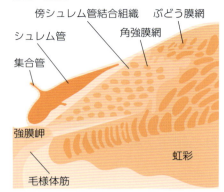

隅角はその前方を強角膜移行部とし，後方は虹彩に囲まれた前房内の空間である。その頂点は毛様体の前面と虹彩の付け根（虹彩根部）から構成され，なめらかな形状を呈し隅角底と呼ばれている。房水の排出の際にフィルターの役割を果たす線維柱帯は無数の細孔を有する結合組織（ぶどう膜網と角強膜網）であるが，その流出抵抗の約2/3は線維柱帯からシュレム管に入る部分に存在するとされる。

と考えられている。房水の「通り道」のうち排出の「第一の関所」となるのが隅角付近であり（図3），「第二の関所」が線維柱帯からシュレム管，集合管にかけての経路である。

　この点を踏まえて，緑内障は臨床的に隅角の「開放具合」により開放隅角緑内障（open angle glaucoma；OAG）と閉塞隅角緑内障（angle-closure glaucoma；ACG）の2つに分類され，OAGとACGでは眼圧上昇の機序に違いがある。ACGでは隅角が主として物理的に閉塞することにより，その排出が妨げられた房水が眼内に貯留するため眼圧が上昇する。隅角の閉塞が急速に生じ，これに伴い眼圧上昇が急激にみられた場合，「急性緑内障発作」と呼ぶ。

　一方，OAGでは「第一の関所」である隅角は開放しているため，房水は遅滞なくこれを通過し線維柱帯まで達するが，その後の房水流出が障害され眼圧が上昇する。この際の眼圧上昇は急激ではなく徐々に生じることが一般的である（図4）。

図4　眼圧上昇の病態：開放隅角と閉塞隅角の違い

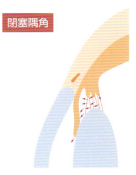
閉塞隅角

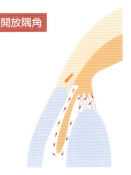
開放隅角

可動性のある虹彩が後方から押されたり，あるいは前方から牽引されると，その前面が隅角底の角膜側に押しつけられ隅角が閉塞される。この物理的な閉塞により房水が行き場を失い，眼内に貯留することが閉塞隅角緑内障における眼圧上昇の機序である。一方，開放隅角緑内障では隅角が開大しており，房水は隅角をスムーズに通過し線維柱帯に達する。しかし，線維柱帯からシュレム管，さらに集合管にかけての房水流出が障害され眼圧が上昇する。

B 薬理作用

1 緑内障点眼薬の位置づけ

　眼圧下降の手段は薬物・レーザー・手術に限られる。このうち，薬物治療の中心的位置を占めるのが点眼薬である。

　世界に目を向けても点眼薬を生産しているのは科学技術・工業技術が進歩した5～6カ国に限られる。換言すれば，点眼薬は医薬品のひとつだが「科学の粋」を目指した高レベルの品質を誇る精密工業品であり，緑内障点眼薬はその代表と考えることができる。

2 緑内障点眼薬の特徴

　点眼薬は「外用薬」のひとつであり，通常，眼表面で奏効する。しかし，緑内障点眼薬はその作用部位が毛様体，隅角，線維柱帯付近であることか

ら，むしろ「内用薬」として位置づけることができ，そこで他の点眼薬とは異なったいくつかの特徴を有する．

a 薬理学的な特徴

緑内障点眼薬は点眼した一部が鼻涙管から血中に入り全身に移行する場合がある．一方，その眼圧下降効果は眼内の毛様体，隅角，線維柱帯付近に分布する自律神経や各種酵素およびホルモン様物質などを介して発揮される．これらの酵素や化学物質は眼内以外の全身にも広く分布している．そこで緑内障点眼薬では，特にその副作用について「全身薬」としての対応が必要となる．

b 薬物動態からの特徴

緑内障点眼薬は角膜を通過し，眼内に到達して効果を発現するため，「角膜透過性の良し悪し」が効果の発揮に大きく関わる．角膜の透過性には点眼薬の成分のうち，主剤の水溶性と脂溶性のバランスや分子量，さらに添加剤が関わるpHや浸透圧など種々の要因が影響する．そこで，緑内障点眼薬は各成分の特性・濃度などが細部にわたり調整されている．

c 実際使用面からの特徴

緑内障点眼薬ではその効果や副作用について，詳細に検討されている．例えば，眼圧下降の持続時間の綿密な検証がされ，これを踏まえて1日の点眼回数が設定される（*臨床ワンポイント：緑内障点眼薬の点眼回数*）．

また，緑内障点眼薬は他の点眼薬に類を見ないほど長期間にわたる継続的な使用が必要である．そこで，効果や副作用について短期的だけでなく長期的な観点に立った検証もされている．

d 医薬品としての特徴

緑内障点眼薬は点眼薬の中では高価である．そこで，点眼薬の「1滴量」を必要かつ十分にコントロールするため，点眼容器は材質や構造が十分に吟味された上で設計されている．

臨床ワンポイント　緑内障点眼薬の点眼回数

　　緑内障点眼薬では，眼圧下降効果の持続時間について綿密な検証がされている。その結果，眼圧下降効果が24時間にわたり持続することが確認されれば1日1回，12時間ならば1日2回に点眼回数が設定される（なお，配合剤では2つの主成分の内，点眼回数の少ない方が点眼回数として設定される）。そこで，緑内障点眼薬は，ほぼ定まった時刻に（時報と同時である必要はないが）点眼することにより，その効果が最大限に発揮されると考えられる。

　一方，点眼を1日に複数回，ほぼ定時にしかも連日実行するのは困難であり，1日2回の点眼であっても，生活上のリズムなどから2回目を失念することは少なくない。そこで，現状でのベストは1日1回点眼型の点眼薬であり，プロスタグランジン関連薬が現在の第一選択の位置を獲得している理由のひとつがそこにあると考えられる。

3　緑内障点眼薬の作用機序

　房水の①産生抑制，②排出促進，③産生抑制と排出促進の両者のいずれかが達成されれば眼圧は下降する。そこで，緑内障点眼薬は① ② ③のいずれかに関わる作用機序を有する。

　房水産生の抑制作用を有するのがβ遮断薬および炭酸脱水酵素阻害薬（carbonic anhydrase inhibitor；CAI）である。一方，房水流出を改善する薬物がプロスタグランジン関連薬（PG関連薬），α_1遮断薬，さらに副交感神経刺激薬，交感神経刺激薬，Rhoキナーゼ（Rho-associated, coiled-coil containing protein kinase；ROCK）阻害薬（Rho阻害薬）が挙げられる。

　房水流出改善と房水産生抑制の両者の作用を持つとされるのが，交感神経刺激薬である（図5）。なお，眼圧上昇は「房水の排出障害」によるので，眼圧下降の機序としては，房水産生抑制より房水排出促進がより生理的であると考えられる。

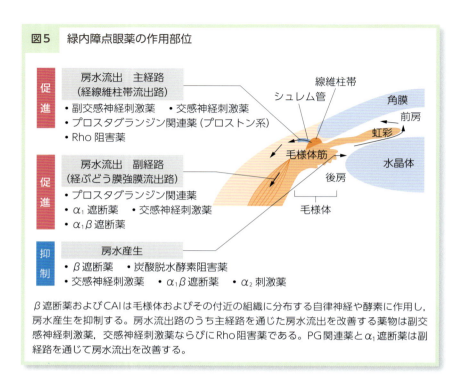

図5 緑内障点眼薬の作用部位

β遮断薬およびCAIは毛様体およびその付近の組織に分布する自律神経や酵素に作用し，房水産生を抑制する。房水流出路のうち主経路を通じた房水流出を改善する薬物は副交感神経刺激薬，交感神経刺激薬ならびにRho阻害薬である。PG関連薬とα_1遮断薬は副経路を通じて房水流出を改善する。

C 現在使用可能な緑内障点眼薬

　各緑内障点眼薬は一般にそれぞれの薬剤が有する薬理学的特徴および作用機序から分類されている（表1）。

1 副交感神経刺激薬（縮瞳薬）

　副交感神経刺激薬には，ピロカルピン塩酸塩（ピロカルピン：サンピロ®）と抗コリンエステラーゼであるジスチグミン臭化物（ジスチグミン：ウブレチド®）とがある。

表1 現在使用可能な緑内障点眼薬

分類	種類	一般名	先発品の商品名（企業名）
副交感神経刺激薬		ピロカルピン塩酸塩	サンピロ点眼液0.5%，1%，2%，3%，4%（参天）
		ジスチグミン臭化物	ウブレチド点眼液0.5%，1%（鳥居）
交感神経遮断薬	β遮断薬	チモロールマレイン酸塩	チモプトール点眼液0.25%，0.5%（参天）
			チモプトールXE点眼液0.25%，0.5%（参天）
			リズモンTG点眼液0.25%，0.5%（わかもと/キッセイ）
		カルテオロール塩酸塩	ミケラン点眼液1%，2%（大塚/千寿）
			ミケランLA点眼液1%，2%（大塚/千寿）
	β_1遮断薬	ベタキソロール塩酸塩	ベトプティック点眼液0.5%（アルコン）
			ベトプティックエス点眼液0.5%（アルコン）
	α_1遮断薬	ブナゾシン塩酸塩	デタントール点眼液0.01%（参天）
	$\alpha_1\beta$遮断薬	レボブノロール塩酸塩	ミロル点眼液0.5%（科研）
		ニプラジロール	ハイパジールコーワ点眼液0.25%（興和）
交感神経刺激薬		ジピベフリン塩酸塩	ピバレフリン点眼液0.04%，0.1%（参天）
炭酸脱水酵素阻害薬		ドルゾラミド塩酸塩	トルソプト点眼液0.5%，1%（参天）
		ブリンゾラミド	エイゾプト点眼液1%（アルコン）
プロスタグランジン関連薬		イソプロピルウノプロストン	レスキュラ点眼液0.12%（参天）
		ラタノプロスト	キサラタン点眼液0.005%（ファイザー）
		トラボプロスト	トラバタンズ点眼液0.004%（アルコン）
		ビマトプロスト	ルミガン点眼液0.03%（千寿）
		タフルプロスト	タプロス点眼液0.0015%（参天）
Rhoキナーゼ阻害薬		リパスジル	グラナテック0.4%（興和）

ピロカルピンは19世紀後半に，初の緑内障点眼薬として使用された。副交感神経刺激作用のもたらす毛様筋収縮により房水流出抵抗が減弱し眼圧が下降する。一方，縮瞳による暗黒感や近視化なども来たすため日常生活への影響が大きい。そこで，最近ではOAGに対しては頻用されない。しかし，ACGに対しては縮瞳作用により閉塞している隅角を開大させるため使用されることが少なくない。なお，頻回点眼により副交感神経刺激症状（下痢，悪心嘔吐，発汗など）を生じ得る。

2 交感神経遮断薬

交感神経系の$\alpha \cdot \beta$受容体は共に房水動態に深く関わり，眼圧に影響を及ぼす。最近では各受容体に対し選択的に作用し，効果の増強と副作用の最少化を目ざした点眼薬が主流となっている。

a β遮断薬

β遮断薬は房水の産生を抑制し，確実に眼圧を下降させ，一方，縮瞳や結膜充血などの局所副作用が少なく「緑内障点眼薬の歴史を変えた！」として評価されている。眼圧下降効果は点眼後2〜4時間でピークとなり，その後，約12時間持続するため1日2回の点眼が必要である。なお，生理的に房水産生が少ない夜間の眼圧下降効果は劣る。また，長期間にわたる使用により効果の減弱が見られることがある（臨床ワンポイント：Tachyphylaxis）。

現在，チモロールマレイン酸塩（チモロールマレイン：チモプトール®，リズモン®），カルテオロール塩酸塩（カルテオロール：ミケラン®）およびベタキソロール塩酸塩（ベタキソロール：ベトプティック®）が使用できる。

β遮断薬は全身に分布し呼吸・脈拍などを制御する交感神経β受容体に関わるため，点眼によっても内服と同様に全身副作用が生じ得る。点眼薬ではその投与量（1滴：約30μL）は内服薬に比べ圧倒的に少ないが（1/100程度），一方，β受容体の占有率は内服薬と同程度であるためと考えられている[4]。そこで房室ブロック，洞徐脈，さらに気管支喘息や気管支痙攣，慢性閉塞性肺疾患を有する症例への投与は原則禁忌となっている。

なお，β受容体にはサブタイプがあるが，チモロールおよびカルテオロー

> **臨床ワンポイント**
>
> ### Tachyphylaxis
>
> 　医薬品の一部でみられる「次第に薬効が減弱し最終的には効果がほぼ消失する現象」を耐性と呼ぶ。特に短期間のうちに耐性が形成される場合，タキフィラキシーと呼称する。
>
> 　耐性は薬剤の反復投与により，薬剤に対する抵抗性が獲得されて生じる。そのメカニズムとして薬剤が作用する受容体の数の減少，肝臓などでの薬剤を分解する酵素の産生の誘導などが考えられている。耐性を生じやすい代表的な薬剤として糖尿病に用いられるインスリン，狭心症の治療に用いられるニトログリセリンなどが知られる。
>
> 　緑内障のβ受容体遮断薬も3～37％に眼圧下降効果の減弱を認めるとされ，この現象は点眼数日後に生じるShort-term escapeと1年以上経過してからみられるlong-term driftに分類される。long-term driftに対しては60日間程度の休薬（timolol holiday）により眼圧下降効果が回復すること，さらに，アドレナリン作動薬のジピベフリンの使用により回復がより促進されることが報告されている。

ルはβ_1およびβ_2受容体に対する作用に選択性はない。一方，ベタキソロールはβ_1受容体選択性の薬剤であるため，眼圧下降作用がやや弱いが，気管支喘息の既往のある症例に対しての禁忌はない。また，カルテオロールはβ受容体と拮抗するα_2受容体に対する刺激作用（intrinsic sympathomimetic activity；ISA）により，全身副作用が軽減化することが報告されている（臨床ワンポイント：受容体）。

　β遮断薬はその開発から40年以上を経過し種々の工夫が追加されている。例えば，その添加剤を工夫し，眼圧下降効果が約24時間持続し，1日1回の点眼とした剤型がアドヒアランスの改善を目的として開発されている（臨床ワンポイント：持続型点眼薬）。

臨床ワンポイント　受容体

　受容体は「receptor」とも呼ばれ，細胞表面の膜上や細胞質内に位置し，外界や体内からの何らかの刺激を化学的情報伝達として司る仕組みを持った構造のことである。多くの緑内障点眼薬も，眼圧下降に関連する受容体を介して作用を発揮する。

　例えば，プロスタグランジン関連薬にはFP，EP，IP，DP，TPに大別される受容体があるが，このうち眼圧下降にはFP受容体が関わる。ウノプロストンを除く4種のプロスタグランジン関連薬はいずれも$PGF_{2\alpha}$化合物の誘導体としてFP受容体に働き，眼圧を下降する。

　αアドレナリン受容体（α受容体）とβアドレナリン受容体（β受容体）の2種類の受容体も眼圧に関連する受容体であり，緑内障点眼薬の「働き場所」になっている。さらに，α受容体にはα_1とα_2の2種類の，β受容体後者にはβ_1，β_2，β_3，の3種類のサブタイプがあることが知られており，それぞれの受容体を刺激あるいは遮断することにより眼圧と関連する作用に影響をおよぼす。

　例えば，α_1受容体遮断作用は房水流出を改善し，α_2受容体刺激により房水産生の抑制および副経路を介する房水流出が促進され，それぞれ眼圧を下降せしめる。

　毛様体や線維柱帯にはβ受容体，特にβ_2受容体が多く分布している。プロドラッグであるジピベフリン塩酸塩の活性本体であるエピネフリンは非選択的に交感神経を刺激し，主としてβ受容体刺激による房水流出改善作用を示すとされる。一方，β受容体遮断薬は房水産生を減少させて眼圧を下降するが，毛様体無色素上皮細胞はβ_2優位とされるため，β_1選択性の薬剤は眼圧下降に対してはやや不利である。しかし，β_1選択性が高ければ呼吸器系副作用に関連するβ_2受容体への作用を考慮せずともよく，この点については有利であるといえる。すなわち，緑内障点眼薬では受容体に対する選択性の違いが薬効や副作用に直接的に影響するため，「詳細な受容体情報」が欠かすことができない。

> **臨床ワンポイント　持続型点眼薬**
>
> β遮断薬は1日2回の点眼が必要であるが，点眼回数が1回となれば，アドヒアランスに好影響が期待できる。そこで，添加剤に工夫を加え，薬剤の滞留性や眼内移行を促進し，いわゆるバイオアベイラビリティー（生物学的利用能：服用した薬剤のうちどれだけが体内に入り利用されたか）を向上させ，眼圧下降効果の持続時間を延長し1日1回点眼型としたβ遮断薬が開発されている。
>
> 添加剤としてはジェランガム（チモプトール® XE），メチルセルロース（リズモン® TG），アルギン酸（ミケラン® LA）が挙げられる。ジェランガムは涙液中の塩と反応し，メチルセルロースは体温による温度上昇に伴ってゲル化する，いずれもゲル化剤である。
>
> ゲル化剤の添加により，眼表面における薬剤の滞留性と眼内移行の向上が図られるが，一方，点眼直後に霧視が発症しやすい。なお，メチルセルロースは，10℃以下でゾル化，眼表面温度（32～34℃）で可逆的にゲル化するため冷蔵庫保存が必要である。アルギン酸は，コンブなどの褐藻類に含まれ，点眼薬に添加することで，薬剤の滞留性と眼内移行を向上させる効果を有する。

b　α_1遮断薬

α_1遮断薬は副経路からの房水流出を改善し眼圧下降を来す。眼圧下降作用はβ遮断薬に比べ若干劣るが，心血管系および呼吸器系に対しての副作用が少なく，眼内循環の改善作用もあるとされる。選択的α_1遮断薬であるブナゾシン塩酸塩（ブナゾシン：デタントール®）は全身副作用や点眼時の刺激感も少ない。

c α₁β遮断薬

レボブノロール塩酸塩（レボブノロール：ミロル®）とニプラジロール（ハイパジールコーワ®）の両者はβ遮断作用に加えてα₁遮断作用も併せ持ち，房水産生抑制作用と房水流出の増加も期待できる。眼圧下降力はβ遮断薬と同等であり，β遮断薬と同様に，気管支喘息および心疾患を有すれば投与は禁忌である。

レボブノロールは1日1回の点眼でも1日2回の点眼時と同等の眼圧下降効果があることが報告されている。一方，ニプラジロールは一酸化窒素（nitric oxide；NO）放出による血流改善および神経保護作用への期待が報告されている。

3 交感神経刺激薬

交感神経刺激作用により眼局所では結膜充血などが，全身的には血圧上昇，頻脈などの副作用を少なからず来す。そこで，プロドラッグ化などの製剤上の工夫や受容体選択性の向上が図られた薬剤が開発されている。

a 非選択的交感神経刺激薬

ジピベフリン塩酸塩（ジピベフリン：ピバレフリン®）は非選択的交感神経刺激薬である。エピネフリンをプロドラッグ化した製剤であり，房水産生抑制作用と主経路・副経路の両者に作用する房水流出改善作用を併せ持つとされるが，β遮断薬を凌駕する眼圧下降力は得られていない。散瞳作用を有するためACGに対しては用いず，また羞明や霧視，調節障害などの副作用がみられる（*臨床ワンポイント*：緑内障禁忌薬）。

b α₂刺激薬

ブリモニジン酒石酸塩（ブリモニジン：アイファガン®）はα₂受容体に選択的に作用し，房水産生の抑制および副経路を介する房水流出の促進により眼圧を下降させる。α₂受容体への選択性が向上したため，受容体非選択性のα刺激薬で見られる強い血圧下降作用や口内や鼻腔内の乾燥感などの全身的副作用や局所でのアレルギー反応は軽減した。

臨床ワンポイント　緑内障禁忌薬

内服薬の中で，一部のコリン作動薬あるいは血管拡張薬は散瞳を来たし緑内障急性発作を招来する可能性があるため，閉塞隅角緑内障への投与が禁忌となっている。散瞳による眼圧上昇の確率は1%程度に留まるが（Am J Ophthalmol 120：709, 1995），一方，急性発作を発症すれば短時間に重大な視機能障害を来し得るため，その回避は必須だからである。実際に安定剤や入眠剤，感冒薬など多岐にわたる薬剤の添付文書に「禁忌」が挙げられているが，その対象疾患としては「緑内障」とだけ記載されていることが多い。しかし，一口に「緑内障」といっても多彩な病型があり，例えば，開放隅角緑内障では散瞳による著しい眼圧上昇は見られず「禁忌」の対象となるのは閉塞隅角緑内障である。そこで，いわゆる「禁忌薬」の使用の可否については眼科専門医が開放隅角か閉塞隅角のいずれかを判断して判定する。

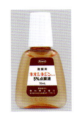

なお，検査や治療のために散瞳が必要で，一方，散瞳による眼圧上昇の可能性があると判断した場合は通常用いられるミドリンP（フェニレフェリンとトロピカミドの両者を含有）に比べ，ネオシネジンの使用がより安全である。ネオシネジンはフェニレフェリンのみを含有するため散瞳程度が軽度に留まり，また，その後，ピロカルピンの点眼により比較的短時間のうちに散瞳状態から回復するからである（Arch Ophthalmol 79：710, 1968）。

臨床ワンポイント　一時的使用薬

緑内障点眼薬は長期間にわたって使用されるため，その効果や副作用に対する長期的な検証がされており，換言すれば，その条件を満たさなければ緑内障点眼薬としては承認されない。

アプラクロニジンはレーザー治療や眼内手術後などに見られる一時的な眼圧上昇に対し著効する。しかし，長期的な使用により眼圧下降効果に耐性が見られ，またアレルギー性反応の出現が少なくない。そこで，通常の緑内障薬としては承認が得られていない。一方，緑内障レーザー治療後に見られる眼圧上昇に対する予防的使用薬としての有用度は高く，現在「一時的使用薬」として頻用されている。

眼圧下降効果はβ遮断薬に対する非劣性が確認できず，追加薬として承認された。保存剤として亜塩素酸ナトリウムを使用し，角膜障害が軽減されている。臨床試験に基づく神経保護効果の報告もあり今後の展開が期待される。

低出生体重児，新生児，乳児または2歳未満の幼児に対する使用は「禁忌」である。まれに，めまいや眠気の自覚を経験し，また，点眼開始3カ月以降にアレルギー性の結膜炎や眼瞼炎が増加する可能性があることが報告されている。

なお，α_2刺激薬のひとつであるアプラクロニジン塩酸塩（アプラクロニジン：アイオピジンUD®）は，緑内障レーザー治療後などにみられる一時的眼圧上昇の防止に対して有用である（*臨床ワンポイント*：**一時的使用薬**）。

4 炭酸脱水酵素阻害薬

炭酸脱水酵素が房水産生に関わることは古くから知られており，1946年には炭酸脱水酵素阻害作用を有する内服薬（アセタゾラミド：ダイアモックス®）が眼圧下降薬として開発された。しかし，内服薬はしびれ感や温度感覚の異常，低カリウム血症や尿管結石の発生など全身副作用が多く，長期にわたる継続的使用が叶わず，同様の機序を有する点眼薬の開発が待ち望まれてきた。

内服薬の開発から約40年を経過し粘弾性剤であるヒドロキシエチルセルロース（hydroxyethyl cellulose；HEC）を添加したドルゾラミド塩酸塩（ドルゾラミド：トルソプト®）が，続いて懸濁性の剤型としたブリンゾラミド懸濁性点眼液（ブリンゾラミド：エイゾプト®）が開発された。

CAIは親水性であり，角膜の透過性が良好でなく眼内移行が良好でない。そこで，両者では添加剤の工夫により薬剤の眼内移行の改善が図られ，また眼内に存在するisoenzyme（表2）への選択性も高めることにより，β遮断薬と同等の眼圧下降効果が得られるようになった。しかし，添加剤の影響により前者では刺激感やベタベタ感が，後者では一過性の霧視が点眼後に見られ，また，角膜内皮にもⅡ型isoenzymeが存在するため，高度の内皮障害例への処方には慎重を要する。一方，全身副作用は内服薬に比べて減少し，長期使用が可能になった。

表2　CAIのisoenzyme

isoenzyme	眼組織
CAI Ⅰ	角膜内皮，水晶体
CAI Ⅱ	毛様体上皮，角膜内皮，水晶体，Müller細胞，網膜色素上皮
CAI Ⅳ	毛様体上皮，脈絡膜毛細血管，網膜色素上皮

同一の反応を触媒する酵素がいくつかの成分に分離されたものをisoenzyme（同位酵素）と呼ぶ。である。CAIには7種類のisoenzymeが知られ，このうち眼内の各組織にはⅠ型，Ⅱ型，Ⅳ型のisoenzymeが存在する。

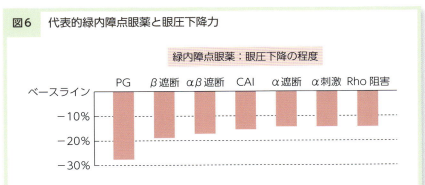

図6　代表的緑内障点眼薬と眼圧下降力

最も眼圧下降力が強いのがPG関連薬であり，OAGではベースライン眼圧から30％程度の眼圧下降が期待できる。これに次ぐのがβ遮断薬およびαβ遮断薬であり，CAI，α刺激薬やRho阻害薬もβ遮断薬とほぼ同等の眼圧下降力を有する。なお，わが国で最も多いNTGは元来の眼圧が正常範囲にあるため各点眼薬の眼圧下降力はやや減じることが報告されている。

通常第一選択として用いられるPG関連薬やβ遮断薬と作用機序が異なるため，眼圧下降効果が不十分の際の追加薬として有用である。

5　プロスタグランジン関連薬

PG関連薬は房水流出路の中で主に副経路に作用し房水流出を改善することにより，現在使用可能な緑内障点眼薬の中で最も優れた眼圧下降効果を示す（図6）。しかも，1日1回の点眼で日中・夜間を問わず24時間以上眼圧

下降効果が持続し，一方，全身副作用は少ないため，まさに「時代を画した緑内障点眼薬」として評価されている。

PG関連薬はプロスタグランジン$F_{2\alpha}$（$PGF_{2\alpha}$）イソプロピルエステルを基本骨格として開発された薬剤であり，プロストン系のイソプロピルウノプロストン（レスキュラ®）とプロスト系のラタノプロスト（キサラタン®），トラボプロスト（トラバタンズ®），ビマトプロスト（ルミガン®），タフルプロスト（タプロス®）の計5種類が使用可能である（表3）。

プロストン系のイソプロピルウノプロストンは，$PGF_{2\alpha}$のカルボキシル基末端をイソプロピル基でエステル化し，角膜透過性が向上している。

プロスト系のラタノプロスト，トラボプロスト，タフルプロストはイソプロピルエステル型のプロドラッグで，角膜のエステラーゼにより加水分解され，眼内でFP受容体に結合して作用を発揮する。ビマトプロストはエチルアミド型のプロドラッグで，アミダーゼにより加水分解され活性化されてacid型となり受容体と結合して作用を発揮する。ビマトプロストの作用に関連する受容体はFP受容体の他，acid型にならない状態でのプロスタマイド受容体との結合が知られている（図7）。

表3 PG関連薬とその特徴

系　統	プロストン系	プロスト系			
薬剤名	ウノプロストン	ラタノプロスト	トラボプロスト	ビマトプロスト	タフルプロスト
商品名	レスキュラ	キサラタン	トラバタンズ	ルミガン	タプロス
濃　度	0.12%	0.005%	0.004%	0.03%	0.0015%
点眼回数	1日2回	1日1回	1日1回	1日1回	1日1回
保　存	遮光・室温	2〜8℃・遮光	1〜25℃	室温	室温
防腐剤	BAK	BAK	sofZia®	BAK	BAK

PG関連薬はプロストン系とプロスト系に大別される。ウノプロストンを除く4剤は眼圧下降効果が24時間継続するため，点眼回数は1日1回に設定されている。
プロスト系PG関連薬はタフルプロストの0.0015%をはじめとして，いずれも点眼薬の中でも低濃度製剤である。そこで，PG関連薬の大半を占める添加剤は量的だけでなく質的にも点眼薬として重要な役割を担う。

C. 現在使用可能な緑内障点眼薬　145

図7　PG関連薬とその構造式

プロスタグランジン $F_{2\alpha}$
($PGF_{2\alpha}$)

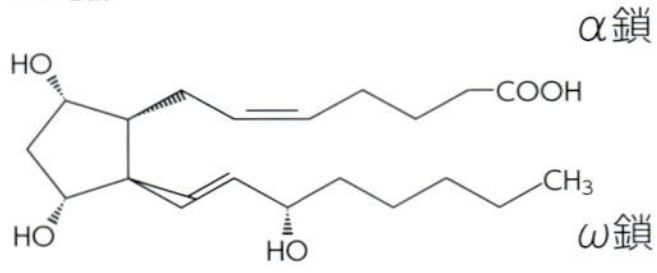

α鎖
ω鎖

ラタノプロスト

角膜透過性
長時間作用
優れた眼圧下降作用
FP受容体への親和性

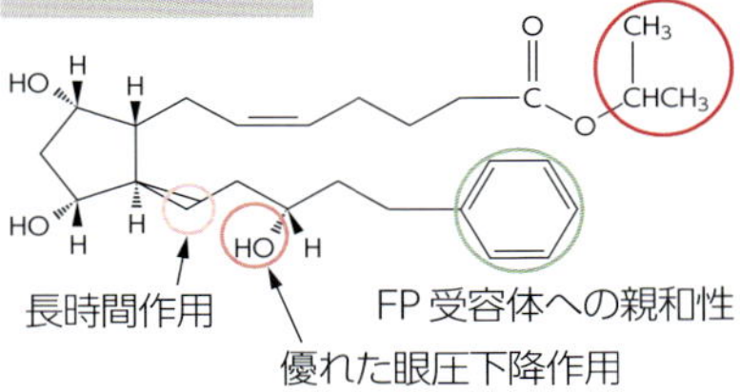

プロストン系PG

イソプロピル ウノプロストン
エステラーゼ

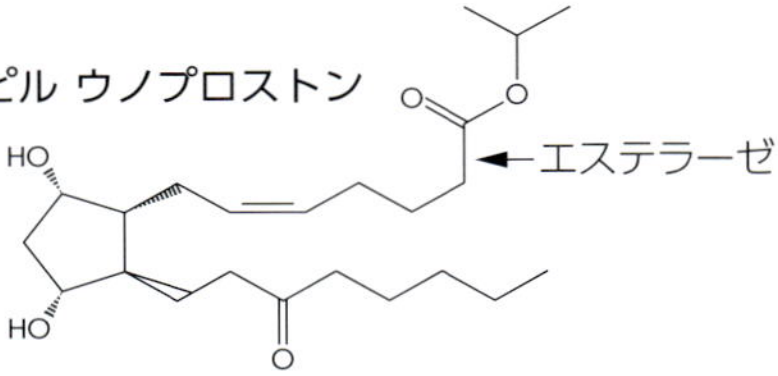

プロスト系PG

ラタノプロスト
エステラーゼ

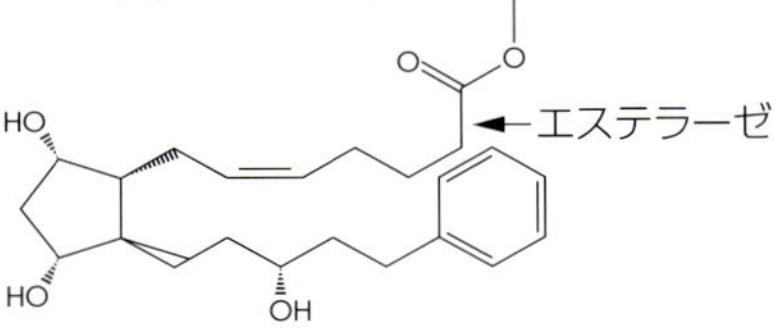

トラボプロスト
エステラーゼ

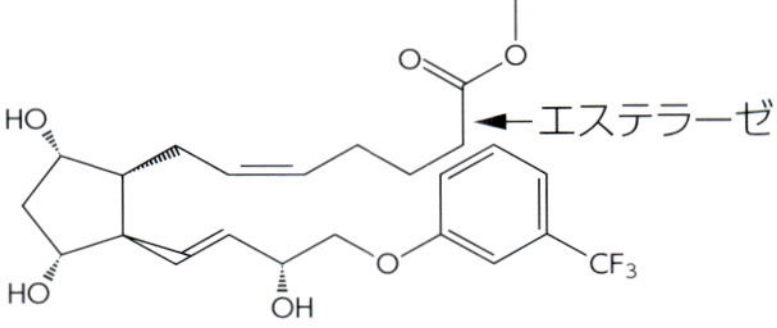

ビマトプロスト
アミダーゼ

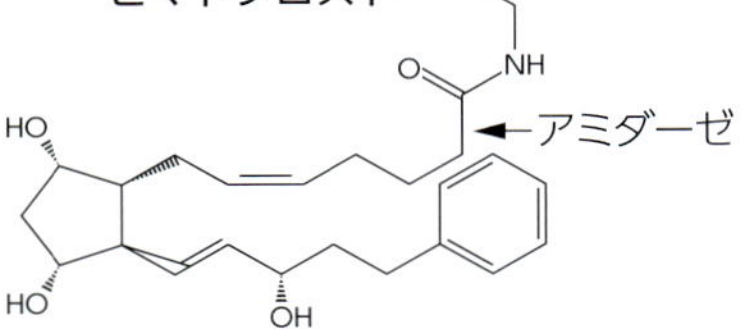

タフルプロスト
エステラーゼ

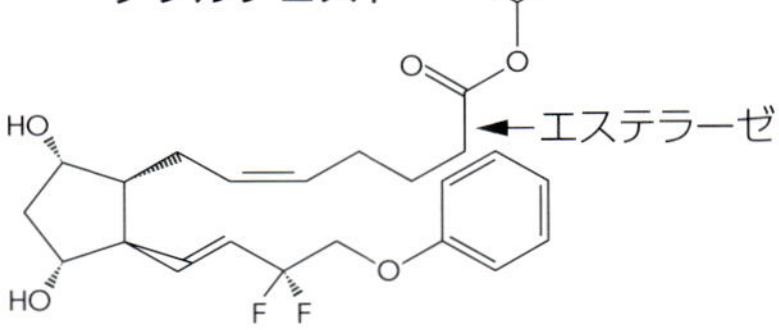

PG関連薬の化学構造の最大の特徴は$PGF_{2\alpha}$のプロドラッグである$PGF_{2\alpha}$イソプロピルエステルの15位の炭素基をフェニル基で置換し優れた眼圧下降効果を発揮する。プロスト系PG関連薬の最先発であるラタノプロストではω鎖末端をフェニル基に置換（FP受容体への選択性を高めるため），α鎖末端をエステル化（角膜透過性を高めるため），二重結合（眼圧下降時間の持続）など緑内障点眼薬として臨床使用される条件を満たすべく工夫がされている。
イソプロピルウノプロストンはPG関連薬として最先発だが，FP受容体との親和性が低く，最近，眼圧下降の機序は線維柱帯細胞におけるイオンチャンネルの開口であることが報告されている。

> **臨床ワンポイント**
>
> **Non-responder**
>
> プロスタグランジン関連薬は強力な眼圧下降効果を示すが，反面，眼圧下降が不十分な症例が7〜10％前後にみられ，これらをnon-responderと総称している。その定義は確定していないが，ベースライン眼圧に比べた眼圧下降率が10％以下である場合とすることが多い。さらに，プロスタグランジン関連薬はそれぞれが類似した薬剤であるが，ある薬剤への反応が悪くても別の薬剤により眼圧が下降することなど，眼圧下降効果に個人差があることも知られている。

PG関連薬の眼圧下降作用の特徴として，①プロストン系よりもプロスト系のほうが眼圧下降作用が強い，②房水流出路改善の薬物であり病型を問わず眼圧下降効果が得られる，③終日眼圧下降効果が持続するため，1日1回点眼で良く治療の継続性の点からも有利である，などの点が挙げられる。一方，プロスト系薬剤間で効果に違いがあること，non-responderの症例が10％弱にみられることなど，個人差の存在が報告されている（*臨床ワンポイント*：Non-responder）。

全身副作用は少ないが，結膜充血，睫毛伸長・増加，眼瞼色素沈着などの局所副作用の頻度は多い。上眼瞼溝深化（deepening of upper eyelid sulcus；DUES）や角膜上皮障害も一部の症例で観察され，長期使用により虹彩色素沈着がみられるようになる（図8）。そこで，点眼開始時点から局所副作用について十分な情報提供をし，点眼後の洗顔や眼瞼のケアなどについても指導する。

6 配合剤点眼薬

配合剤とは添加剤を除いて有効成分を2種類以上含有する医薬品である。わが国で点眼薬として承認されている配合剤は全て緑内障点眼薬であり，チモロールをベースとしPG関連薬あるいはCAIとの組み合わせからなる5種類が承認されている。チモロールは水溶性に優れ他剤との配合に支障がないことがFCの製剤上，有利に働いている。

図8 PG関連薬の局所副作用

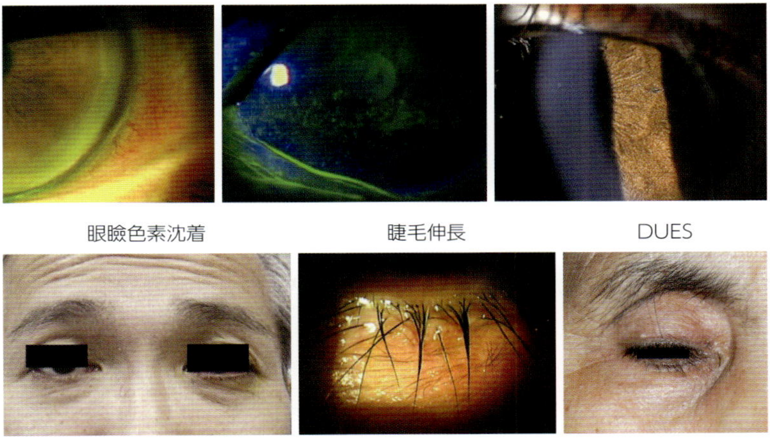

結膜充血　　　角膜障害　　　虹彩色素沈着

眼瞼色素沈着　　睫毛伸長　　　DUES

結膜充血は点眼後，間を置かずにみられるが，一般にその持続は短く，例えば，夜間に点眼すれば睡眠中にそのピークは過ぎる。睫毛伸長・増加，眼瞼色素沈着・DUESなどは点眼開始から数カ月程度で目立ってくることが多いが，点眼中止により寛解し得る。虹彩色素沈着は不可逆性だが，brown eyeの場合，臨床的に問題になることは少ない。また，PG関連薬に含有されるBAKなどの添加剤の影響で角膜障害を生じることがある。

　わが国で最初に承認されたのはラタノプロスト・チモロールマレイン酸塩配合点眼液（ザラカム®）であり，続いてトラボプロスト/チモロールマレイン酸塩配合点眼液（デュオトラバ®）およびドルゾラミド塩酸塩/チモロールマレイン酸塩点眼液（コソプト®）が，さらにブリンゾラミド/チモロールマレイン酸塩配合懸濁性点眼液（アゾルガ®），タフルプロスト・チモロールマレイン酸塩点眼液（タプコム®）が承認され臨床に供されている。
　「PG＋チモロールの配合剤」はいずれも点眼回数が1日1回であり，元来1日2回の点眼が必要なチモロールの点眼回数が減少した結果，眼圧下降効果は両者の相加分からは，やや劣るとされる。副作用としてはPG関連薬およびβ遮断薬のそれぞれに配慮が必要である。

「CAI＋チモロールの配合剤」では点眼回数が2回であるためその眼圧下降効果はそれぞれの相加分とほぼ同等であることが報告されている。点眼時の副作用としてはチモプトールおよびドルゾラミド，ブリンゾラミドのそれぞれがみられる。

7 新しい機序の点眼薬

Rhoキナーゼ阻害薬であるリパスジル塩酸塩水和物（リパスジル：グラナテック®）は世界初の作用機序（Rhoキナーゼ阻害作用）を有し，線維柱帯―シュレム管を介する主経路に存在する線維柱帯細胞，細胞外マトリクス，シュレム管内皮細胞に作用し，房水流出を促進させ眼圧を下降する。

投与後2時間後に最大の眼圧下降効果を示し，β遮断薬，PG関連薬への相加的効果がある。全身副作用は明らかでないが，一過性の結膜充血が70％以上にみられる。

D 緑内障治療における点眼薬の役割

現在の緑内障治療の大半は緑内障点眼薬から開始される。特にわが国では眼圧が正常範囲にあるNTGの頻度が最も高く[5]，手術の絶対的適応に至るレベルの高眼圧が少ないこと，PG関連薬，β遮断薬をはじめとした最近の緑内障点眼薬は優れた眼圧下降効果を有し，一方，緑内障手術はその効果や合併症に関し未解決の点が残ることなどがその理由として挙げられる。

緑内障点眼薬は多彩な病態を呈する緑内障の中でOAGに対する治療手段として，まず選択される。一方，ACGや発達緑内障に対してはその解剖学的異常性を解除するために手術やレーザーによる治療が，また続発緑内障はその原因治療がそれぞれ第一選択となるため，点眼薬は補完的な治療として位置づけられる（表4）。

表4 緑内障の病型と治療法

緑内障の病型	第一選択の治療法
原発開放隅角緑内障	緑内障点眼薬
原発閉塞隅角緑内障	レーザー・手術
続発緑内障	原因疾患への治療
発達緑内障	手術

緑内障点眼薬はOAGに対する治療手段として,まず選択される。一方,ACGや続発緑内障・発達緑内障に対する点眼治療は補完的な位置づけに留まる。

1 原発開放隅角緑内障と点眼治療

OAGの眼圧は全例で21 mmHg以上を示すわけではないため,実際の治療では異常値から正常範囲に限らず,正常範囲の眼圧をより低い眼圧に下げる場合が少なくない。つまり,点眼治療の目的は眼圧を定量的に下降させることということができる。

そこで治療前にまず「眼圧の効果目標(目標眼圧)」を設定し,目標達成の可能性が高い点眼薬を選択し,さらに治療開始後には目標の達成具合を確かめる。

目標眼圧が達成されなかったり,点眼薬による副作用がみられれば,治療の見直しを図り,点眼薬を追加あるいは変更していく(図9)。

a 目標眼圧の設定

OAGの病態は多彩であり,症例ごとに視野障害の程度やリスク要因が異なる。病型は統計的な正常範囲(日本人:14.6 ± 2.7 mmHg)に基づく境界値である21 mmHgより高値を示す高眼圧群(POAG)とこれを越えない正常眼圧群(NTG)に分けられるが,その治療は両者ともに現状の眼圧を「より適切なレベルまで下げる」ことに尽きる。そこで,治療開始に先立ち,それぞれの症例のリスクやQOL・QOVを勘案し,さらに最少治療・最大効果を目ざして「目標眼圧」を設定する。

> **図9　原発開放隅角緑内障：緑内障点眼治療開始までのステップ**
>
> | I | ベースライン眼圧測定 |
> | II | 目標眼圧設定 |
> | III | 眼局所・全身状況の確認 |
> | IV | 第一選択薬の決定 |
> | V | 点眼薬の使用法など：情報提供 |
>
> OAGの治療は現状の眼圧を「より適切なレベルまで下げる」ことに留まる。そこで、治療開始に先立ち、それぞれの症例の眼圧レベル（ベースライン眼圧）を測定し、これに基づき視野障害の程度、さらにはQOL/QOVを勘案した上で眼圧下降目標となる「目標眼圧」を設定する。
> 次に、原則的に単剤から治療を開始するため「第一選択薬」を決定するが、この際、眼局所や全身の状況も勘案する。緑内障治療は視野障害などの自覚症状は乏しい時に開始されることも少なくない。そこで、点眼継続的使用（アドヒアランス）のためには治療の必要性を始めとした種々の情報提供も必要となる。

　目標眼圧は、無治療下で複数回にわたって測定した「ベースライン眼圧」から20％減の眼圧を第一段階として設定することが多い。治療開始時の視野障害が軽症なら18mmHg以下、中等症では15mmHg以下、重症なら12mmHg以下とする設定法も提案されている[6]。

b　点眼薬の選択

　目標眼圧の達成を目指し、原則的には1種類の点眼から開始する。現在、標準的な「第一選択薬」は眼圧下降力が良好なPG関連薬やβ遮断薬または$\alpha_1\beta$遮断薬である。しかし、点眼薬により生じ得る局所・全身の副作用を勘案し、例えば喘息や房室ブロックを有する症例にはβ遮断薬の処方は回避する。

　またPG関連薬では、使用後に眼瞼色素沈着や睫毛伸長を認めることを説明した結果、使用への積極的同意が得られず、第一選択から除外することもある。

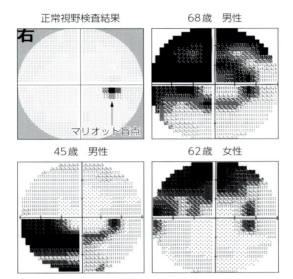

図10　緑内障性視野障害

典型的な緑内障性視野障害があっても「黒く見える」わけではなく，重症化してから初めて「見えにくさ」を自覚することが多い．すでに明らかな視野障害を認めた例示症例はいずれも人格・見識に優れた方々だったが，検診などで緑内障を指摘されるまで明らかな自覚症状は認めていなかった．

C 点眼治療開始時

　緑内障点眼治療は「見にくさ」などの自覚症状を認めない時期に開始されることが多い．緑内障性視野障害があっても自覚症状は乏しいからである（図10）．

　一方，緑内障は慢性疾患であり点眼の継続的使用（アドヒアランス）の重要性は高い（*臨床ワンポイント*：**アドヒアランス**）．

　そこで，点眼治療開始時には，点眼治療の継続が必要であることについて十分に情報提供する．さらに，点眼後の刺激感や充血などの発症の可能性についても念入りに説明する．副作用は軽微でも点眼中止に至り，アドヒア

ンスを阻害することが少なくないからである（図11）。

　また，点眼は1滴で十分であること，点眼後に閉瞼や鼻涙管部の圧迫（Nasolacrimal obstruction；NLO）などにより鼻涙管への流出を防止すること，さらに，各薬剤の効果持続時間に基づいてあらかじめ，日常生活のリズムなどをインタビューし，相談の上で点眼時刻を設定しその時間帯に点眼することなども情報提供する（図12）。

> **臨床ワンポイント**
>
> ### アドヒアランス
>
> 　最近，服薬の継続性について「服薬遵守」を意味するコンプライアンスに代わり「積極的に参加し，継続する」というニュアンスが含まれるアドヒアランスが用いられるようになった。
>
> 　緑内障点眼薬は進歩し，よく眼圧が下降するようになった。そこで，点眼を継続的に使用すれば眼圧の下降が期待できるが，しかし，点眼により爽快感は得られず，また，多忙な日常の中で点眼がスキップされることもあり，点眼の継続（アドヒアランス）には困難を伴うことが少なくない。そこで，緑内障臨床では「緑内障の病態を正しく理解した上で診療や治療を継続している状態」が良好なアドヒアランスが達成されているとして評価されている。実際に，緑内障による重篤な視機能障害には，緑内障自体より点眼の継続が叶わないことの影響が多いことも報告されている。（Ophthalmology 110：726, 2003）
>
> 　アドヒアランスの達成のためには，患者自身が緑内障診療・治療に「積極的参加」することが必要であり，医療側にもその意欲を高めるためのアプローチが不可欠となる。その具体策として「コーチング」の手法が注目されている。コーチングは「上から下への指示」ではなく，目標達成に向けてのやる気と能力を引き出すよう支援するプロセスとして位置づけられ，患者と医療関係者の間で良好な信頼関係を築き良好なアドヒアランスを獲得するために有用な手段の一つとして期待されている。

図11　緑内障点眼薬による副作用

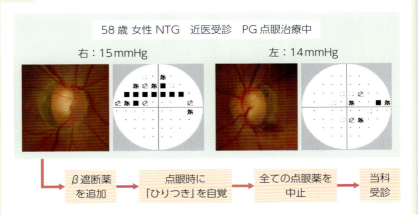

提示例は数年来PG関連薬により加療，追加されたβ遮断薬を点眼したところ「ひりつき感」を自覚されたため心配になり，全ての点眼薬の使用を中止した上で当科を受診した。なお，当科受診時には明らかな角膜障害など主訴を説明する明らかな所見は認めなかった。

図12　点眼使用上の注意

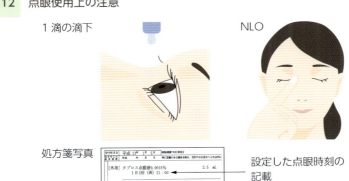

眼表面には10〜15μLの点入が限界であるため点眼するのは1滴で十分であること，点眼後の1回の瞬目により点眼薬の2μLが鼻涙管に押し出されるため，閉瞼，あるいは鼻涙部の圧迫により眼外への流出を抑制することなどについて注意を喚起する。さらに，各薬剤の効果持続時間と生活リズムのインタビューに基づき相談の上であらかじめ点眼時刻を設定し，その時間帯に点眼することなども説明する。

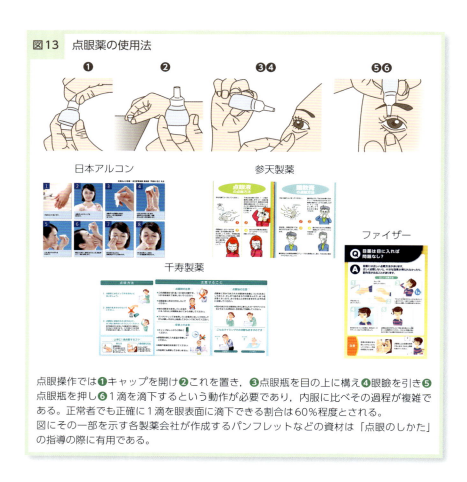

図13 点眼薬の使用法

点眼操作では❶キャップを開け❷これを置き，❸点眼瓶を目の上に構え❹眼瞼を引き❺点眼瓶を押し❻1滴を滴下するという動作が必要であり，内服に比べその過程が複雑である。正常者でも正確に1滴を眼表面に滴下できる割合は60％程度とされる。
図にその一部を示す各製薬会社が作成するパンフレットなどの資材は「点眼のしかた」の指導の際に有用である。

　点眼薬の1滴を正確に点眼することは容易ではない。そこで，医療関係スタッフの協力を仰ぎ，また製薬会社から提供されるパンフレットなどの資材も活用し「点眼のしかた」を指導する（図13）。
　なお，点眼開始時から一定期間，片眼のみを治療する「片眼トライアル」は眼圧下降効果や眼局所副作用の判定に有用である。

図14　点眼治療開始後の経過観察

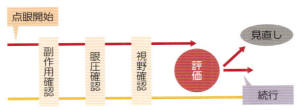

点眼治療開始後も定期的な経過観察が必要である。点眼治療開始後，約1カ月以内の再診時には局所の刺激作用や眼局所副作用を確認し，一方，眼圧下降効果はさらに，3回〜5回の眼圧測定後に評価するため，薬効は点眼開始後3カ月前後を目安として評価する。その後も，定期的な眼圧測定や視野・眼底検査を行った上で「緑内障の現状」を評価しその経過が良好なら治療を継続する。一方，眼圧下降が不十分だったり，視野障害の進行が明らかであれば「目標値」を下方に修正し，治療を見直す。

d 点眼薬開始後の経過観察

点眼治療開始後，1回目の受診時には，眼局所の刺激作用や副作用の有無を確認する。眼圧は変動性があり，また，PG関連薬では点眼開始後3カ月程度してから眼圧下降効果が明らかになる「後効き」が散見される。そこで，眼圧下降効果は原則的には，点眼開始後，少なくとも3回程度眼圧を測定した後に評価する。眼圧が点眼治療によって期待できる範囲より高値に測定されれば早めに再検する（図14）。

また点眼薬を定期使用しているか否かも，例えば点眼施行時刻を質問し，その回答が淀みないかなどにより判定する。

e 治療の見直しと点眼薬の追加

OAGは慢性進行性疾患であり，眼圧が下降してもその視機能障害が回復しない。そもそも，第一選択の治療により全例で眼圧が下降することは期待できない。そこで治療開始後，定期的に測定した眼圧が目標値まで下降しなかったり，視野障害が明らかに進行したり，あるいは眼圧以外の危険

図15 緑内障点眼治療の見直しの契機

視野障害の悪化

2009年5月　2010年2月　2010年5月

DHの発症

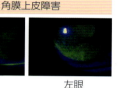

結膜変化

結膜充血　アレルギー性結膜炎

角膜上皮障害

右眼　　　　左眼

眼瞼変化

眼瞼発赤　眼瞼縁炎

眼圧下降が不十分と判定されたり，視野障害の進行や眼圧以外の危険要因（特に，視神経乳頭出血の発症）を認めれば，治療を見直し点眼薬の追加を決断する。あるいは点眼薬による強い充血や角膜障害，眼瞼縁炎，アレルギー性疾患などの副作用が見られれば，点眼薬の変更を要する。

要因（DHの頻発など）を認めれば「目標値」の見直しの契機とし（図15），目標眼圧を下方に修正した上で点眼薬を追加する。処方点眼薬による副作用の発症があり，アドヒアランスへの影響が強いと判断した場合も，治療を変更する。

一方，点眼治療により目標眼圧を達成されても視野障害が進行したり，逆に目標眼圧が達成できなくても視野障害の進行が明らかでない症例も散見される。そこで，点眼治療の続行や見直し・変更は個々の症例について視野・乳頭障害の悪化の有無を慎重に評価した上で決定する。すなわち，現在の治

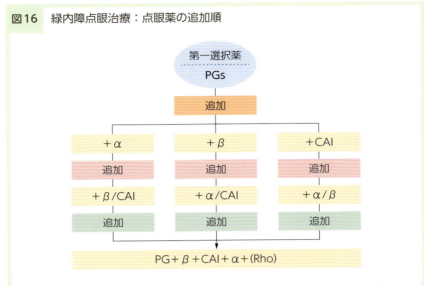

図16 緑内障点眼治療：点眼薬の追加順

点眼薬は眼圧下降の作用機序の異なる点眼薬を追加する。第一選択がPG関連薬であれば，それ以外の作用機序を有する，例えばβ遮断点眼薬を追加する。CAIやα₁遮断薬も原則的に追加薬として用いられる。CAI，α₂刺激薬，α₁遮断薬は標準的第二選択薬として位置づけられる。現在，OAGに対しては作用機序別には6種類の緑内障点眼薬の併用が可能だが，通常4種あるいは5種までの併用とすることが多い。

療は「見直しを前提とした治療」と位置づける。

　なお，高齢化社会に伴い緑内障の治療期間はより長期化しており，点眼薬の見直しや追加を余儀なくされるケースが増加している。

　治療を見直し，点眼薬の追加を決断した際には，第一選択として使用している点眼薬とは眼圧下降の作用機序の異なる点眼薬を追加薬として使用していく。

　現在，OAGの点眼治療としてはPG関連薬・β遮断薬・αβ遮断薬・CAI・α刺激薬・α遮断薬・Rho阻害薬の合計6種類の緑内障点眼薬の併用が可能であるが，第一選択はPG関連薬であることが多く，追加の際はβ（αβ）遮断薬→CAI→α遮断薬の順が一般的である（図16）。しかし，追加薬は各点眼薬の副作用・使い勝手も勘案しながら決定するため，必ずしも型通りと

はならない。

　点眼薬の追加は治療の継続性を妨げやすい。そこで，3剤以上の点眼薬を使用する際には，配合剤の処方も考慮する。なお，ピロカルピンとPG関連薬，2種類のPG関連薬，2種類の交感神経遮断薬などは併用効果が得られないとされており処方は回避する。

2　原発閉塞隅角緑内障と点眼治療

　原発閉塞隅角緑内障（PACG）の治療は，相対的瞳孔ブロックの解除が基本である。そこで，治療の第一選択は外科的治療（レーザー虹彩切開術・水晶体再建術など）となり，点眼治療は補助的な位置づけに留まる。しかし，ピロカルピンは縮瞳作用により虹彩根部を菲薄化し，閉塞した隅角を多少でも開大させ眼圧下降が期待できるため，緑内障急性発作の際などに用いられる。

　さらに，散瞳効果があり隅角閉塞を助長する危険性が高い交感神経刺激薬は回避するが，それ以外の点眼薬は①隅角閉塞の解除後にも残存する眼圧上昇，②軽度に留まる隅角閉塞，③隅角閉塞の引き金となる散瞳の防止などに対して適応となる。

3　続発緑内障と点眼治療

　続発緑内障の治療の基本は原因疾患の治療である。そこで，例えば炎症に続発する緑内障では抗炎症薬をまず選択する。しかし，眼圧が高値を示す場合には緑内障点眼薬を積極的に用いて眼圧下降を目指す。

　なお，縮瞳作用のあるピロカルピンはぶどう膜炎などの炎症性疾患に続発する眼圧上昇に対しては使用を控える。PG関連薬は炎症を惹起する可能性も示唆されているが，その経過を慎重に観察しながら使用することが少なくない。

4　発達緑内障と点眼治療

　発達緑内障でもその治療の第一選択は外科的治療である。しかも，可及的に早い時期に手術が必要になることが多いため，点眼薬が治療の適応となる

ことは少ない．手術後に眼圧の安定化のため，点眼治療を要することがあるが補助的である．

なお，小児に対する緑内障点眼薬の安全性は確立されていないため，その適応には慎重を要する．

(吉川啓司)

文献

1) 北沢克明：緑内障クリニック，金原出版，東京，1979，pp.3-5
2) 日本緑内障学会ガイドライン作成委員会：緑内障ガイドライン第3版．日眼会誌 116：3-46, 2012
3) Werner EB, Drance SM：Progression of glaucomatous field defects despite successful filtration. Can J Ophthalmol 12：275-280, 1977
4) 山田安彦，高柳理早，澤田康文ほか：レセプターと薬物との相互作用（10）β-遮断薬の点眼液による全身性副作用の定量的評価．都薬雑誌 20：43-46, 1998
5) Iwase A, Suzuki Y, Araie M et al：The prevalence of primary open glaucoma in Japanese. The Tajimi Study Ophthalmology 111：1641-1164, 2004
6) 岩田和雄：低眼圧緑内障および原発開放隅角緑内障の病態と視神経障害機構．日眼会誌 96：1501-1531, 1992

症例でみる 点眼薬の使い方

症例 1　「とりあえず無治療」も治療のオプション

症例A　眼圧が高いだけなら……

	右	左
視　力	0.9（1.2×−1.0D）	1.2（n.c.）
眼　圧	21～22 mmHg	20～22 mmHg

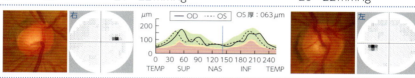

69歳，男性。ドックで眼圧の高値を指摘され受診。開放隅角だったが，視神経乳頭（乳頭）の陥凹拡大や視野障害は明らかでなかった。眼圧は初診時には両眼とも22 mmHg。その後の眼圧も20～22 mmHgの間で変動した。

関連情報　眼圧は高値。乳頭障害（含：OCT所見）・視野障害は認めず

処方例　「とりあえず無治療（治療待機）」経過観察

症例B　視野障害が軽症なら……

	右	左
視　力	0.06（1.2×−6.5D）	0.05（1.2×−5.5D）
眼　圧	10～13 mmHg	11～13 mmHg

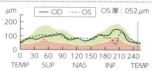

49歳，女性。職場の健診で緑内障を疑われ受診。開放隅角で乳頭には軽度の陥凹拡大を認めた。視野検査では両眼の鼻側に軽度の感度低下があった。無治療下で数回にわたり測定したベースライン眼圧は両眼とも12～13 mmHgに留まった。

関連情報　RNFL欠損（OCT）あり，視野障害も認めたが，眼圧は13 mmHg以下

処方例　「とりあえず無治療（治療待機）」経過観察

コメント 緑内障は「視神経と視野に特徴的変化を有し，眼圧の十分な下降により視神経障害の悪化を抑制しうる疾患」であり，高眼圧は視神経障害の悪化に対する最大の危険因子として位置づけられる。そこで緑内障性乳頭障害・視野障害を認めれば，眼圧が正常範囲にあっても「相対的な高値」として評価し，治療を考慮する。わが国で最も高頻度に認める正常眼圧緑内障（NTG）がその典型である。

一方，眼圧が高値でも乳頭・視野障害を認めなければ「とりあえず無治療」で経過観察することがある。緑内障治療は一度，開始すれば長期にわたるからである。そこで，「無治療も治療のオプションのひとつ」として位置づける。

症例1A 数回測定した眼圧は最高22mmHgに至る「高眼圧」だったが，OCT所見も含め乳頭障害は明らかでなく視野欠損も認めなかったため「とりあえず無治療」で経過観察した。今後，定期的な乳頭・視野検査で障害が明らかになれば治療を開始する予定である。また，眼圧が「23〜25mmHg以上」であれば視神経障害へのリスクが飛躍的に高くなるため，治療を開始することが多い。

症例1B OCTでRNFL欠損があり，これに相応した視野障害を認めたため，治療開始を考慮した。しかし，視野障害は軽度であり，ベースライン眼圧も12〜13mmHgで正常範囲の下1/3に相当した。そこで，いずれは治療が必要となる可能性が高いが「とりあえず無治療」とした。症例の年齢は40代であり，すぐに治療を開始すれば，その期間は50年に及ぶことも予測され，治療の最少化を考慮したからである。なお，「無治療経過観察」の第一条件は，眼科医が提供した医学的情報を患者が十分に理解し，定期的な経過観察を了承することであろう。経過観察中には眼圧・乳頭・視野の状況を的確に評価していく。

文献
1) 勝島晴美，木村泰朗，山岸和矢ほか：外来のための緑内障データブックレット．G-MEP, 2010
2) 日本緑内障学会ガイドライン作成委員会：緑内障ガイドライン第3版．日眼会誌 116：3-46, 2012

症例 2 治療の第一選択

症例A 「治療の第一選択はPG関連薬」が世界標準！

	右	左
視　力	0.03（1.2×−9.5D）	0.04（1.2×−8.5D）
眼　圧	18〜20mmHg	19〜21mmHg

60歳，女性。近医で高眼圧（21〜23mmHg）を指摘され，当科で測定したベースライン眼圧も19〜21mmHgだった。右眼には明らかな視野障害を認めなかったが，左眼には乳頭陥凹拡大とRNFL欠損，さらにこれに相応した視野障害を認めた。そこで左眼のみキサラタン点眼を開始したところ，眼圧は13mmHg前後に低下した。

関連情報　左眼の乳頭・視野障害が明らか。眼圧は19〜21mmHg

処方例　右眼：無治療　左眼：キサラタン点眼（22：00）

症例B 眼圧が高くなくても治療は必要！

	右	左
視　力	0.03（1.2×−12.5D）	0.04（1.2×−9.75D）
眼　圧	11〜13mmHg	12〜13mmHg

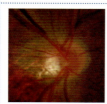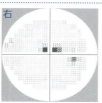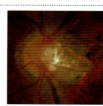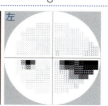

40歳，男性。球結膜出血で近医を受診後，緑内障を指摘され当科受診。緑内障性乳頭障害を認め，両眼ともに固視点付近に至る視野障害を認めた。無治療で4回測定したベースライン眼圧は両眼とも13mmHg以下で終始した。この結果を踏まえハイパジール点眼を開始した。

関連情報　眼圧は常に13mmHg以下だが，両眼に乳頭・視野障害を認める

処方例　両眼：ハイパジール点眼（9：00/21：00）

コメント 緑内障では典型的な乳頭障害とこれに相応する視野障害を認めれば，その後の視野障害悪化の速度をスローダウンするべく眼圧下降を目ざしていく。その具体策として，視野障害程度なども勘案し「目標眼圧」を設定する。第一段階としては無治療下で複数回測定した眼圧（ベースライン眼圧）から「20～30％減」をめざすことが標準的である。

症例2A 高眼圧の既往があり左眼の緑内障性乳頭・視野障害が明らかだった。ベースライン眼圧は18～21 mmHgであり，十分な眼圧下降を要すると考えた。そこで，現時点で最も強力な眼圧下降力が期待でき「世界標準の第一選択薬」となっているPG関連薬を処方した。その結果，眼圧はベースラインから約30％下降し目標値をクリアしたと評価した。一方，右眼は緑内障視野障害が明らかでなかったため「とりあえず無治療」で経過を観察した。緑内障性視野障害は両眼同時期に発症することはむしろ少なく，7～8年の差があることが報告されている。そこで，本例のような「片眼のみの治療例」も少なくない。

症例2B 緑内障性乳頭障害と相応する視野障害も認めたが，眼圧は11～13 mmHgに留まった。本例はわが国の緑内障の大多数を占めるNTGであり，眼圧は正常範囲にあってもさらなる眼圧下降が必要であった。一方，12 mmHg以下の眼圧は通常，視神経への障害性のリスクが少ない「いわば，安全眼圧」として評価される。しかし，本例では両眼に視野障害を認め，右眼の視野障害は軽度だが固視点付近にあったため，僅かの進行でもquality of vision（QOV）への障害度が大きいと判断し，治療を開始した。治療薬として神経保護についても基礎的なデータが充実しているハイパジールを選択した。

文献
1) 岩田和雄：低眼圧緑内障および原発開放隅角緑内障の病態と視神経障害機構. 日眼会誌 96：1501-1531, 1992
2) Iwase A, Suzuki Y, Araie M et al：The prevalence of primary open glaucoma in Japanese. The Tajimi Study Ophthalmology 111：1641-1164, 2004

症例 3　治療選択の際，女性ならばもうひとつの配慮が必要！

症例A　色素沈着が気になるならば……

	右	左
視　　力	1.0（1.2×−0.5D）	1.0（1.2×−0.25D）
眼　　圧	14〜16mmHg	11〜13mmHg

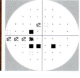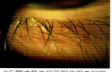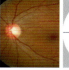

乳頭出血　　　　　　　　PG関連薬の局所副作用の説明

49歳，女性。会社の健診で緑内障を指摘される。ベースライン眼圧は14〜16mmHg，視野障害も右眼鼻側に軽度感度低下を認めたのみだったため，無治療で経過観察。約2年間の受診中断後，再診時には乳頭出血（DH）を認め，視野障害も悪化していた。そこで，ミロルを右眼のみに開始。眼圧は10〜12mmHg前後に下降した。

関連情報　右眼に乳頭・視野障害あり。眼圧は14〜16mmHgで変動。女性

処方例　右眼：ミロル点眼（6：00/18：00）

症例B　妊娠の希望があれば……

	右	左
視　　力	0.03（1.2×−8.0D）	0.04（1.2×−7.75D）
眼　　圧	13〜15mmHg	14〜16mmHg

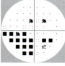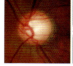

29歳，女性。CL作成時・会社健診で緑内障を疑われ，当科受診。眼圧は14〜16mmHgでRNFL欠損があり，視野障害も認めたが，妊娠の希望があったため，無治療で経過観察。その後，治療を希望され2％ミケランを開始。しかし妊娠の判明により再度，点眼薬を休薬した。

関連情報　妊娠希望の女性。乳頭・視野障害を認め，眼圧は13〜16mmHg

処方例　①無治療→②2％ミケラン➡妊娠判明後，再度，治療休止

コメント 閉塞隅角緑内障を除けば，NTGも含めて緑内障の頻度に明らかな男女差はない（多治見スタディ）。緑内障治療も「適切なレベルへの眼圧下降」に限られるため男性・女性の間に特別な違いはない。しかし，女性の場合，治療薬の開始や選択の際に勘案すべき諸条件に遭遇することが少なくない。

症例3A 第一選択の治療としてPG関連薬を考えた。しかし，治療開始にあたりPG関連薬にみられる局所副作用（眼瞼色素沈着や睫毛増生など）について説明したところ，使用の同意が得られなかったため，ミロルを選択した。PG関連薬は外見上の副作用を発症する可能性があるため，この点について特に，女性には念入りに情報提供するよう努める。使用の同意を得ても，治療開始後，暫くしてから希望が変わり，点眼薬を変更するケースも少なくない。

症例3B 眼科的には治療が必要と判断したが，妊娠の希望があったため治療を待機することとした。全ての緑内障点眼薬において胎児への安全性は確立されていないからである。しかし，その後，視野障害の悪化を認め，点眼薬の処方を同意された。そこで，胎児へのリスク程度が低いと報告されているβ遮断薬を処方した。しかし，後に妊娠が判明し，再度点眼を休止した。なお，一般に妊娠後期に至ると眼圧は低下することが多い。また，点眼薬は乳汁へ移行することも報告されており，出産後に改めて治療方針を検討することとした。

文献
1) 吉川啓司：緑内障薬物治療の副作用とその対策．臨床眼科 66：777-784, 2012
2) Sullivan BR：Management of glaucoma in pregnancy. In Clinical pathways in glaucoma, Kooner KS, Zimmerman T（eds）, Thieme Medical Publishing Group, New York, 2001, pp515-534

症例 4 　点眼薬の選択の際，常に「副作用」への配慮を！

症例A　緑内障点眼薬は薬理学的には「全身薬」なので……

	右	左
視　力	0.2（1.2×−1.5D）	0.6（1.2×−1.25D）
眼　圧	21〜22mmHg	22〜23mmHg

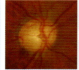 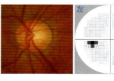

内科医よりの返信

70歳，男性。かすみ感を自覚し，眼科を受診したところ眼圧上昇（右：22mmHg，左：25mmHg）を指摘，PG関連薬が処方された。その後，β遮断薬が追加されたが通院困難となり当科受診。眼圧は15〜16mmHg。内科を紹介したところ「洞不全症候群」が明らかになったため，β遮断薬を中止し，エイゾプトに変更。追加後，眼圧は13mmHg前後に下降した。

関連情報　内科紹介したところ，洞不全症候群が明らかになった

処方例　キサラタン＋0.5％チモプトール ➡ キサラタン＋エイゾプト

症例B　緑内障点眼薬は主剤と添加剤の「総合技術製品」なので……

	右	左
視　力	0.08（1.2×−6.0D）	0.08（1.2×4.0D）
眼　圧	12〜13mmHg	13〜15mmHg

 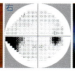 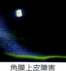 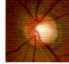 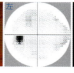

角膜上皮障害　　　　　　　　　　　　　　　　　角膜上皮障害

38歳，男性。近医をドライアイおよびアレルギー結膜炎で初診。乳頭陥凹を認めたため精査しNTGと診断。ベースライン眼圧は15mmHg付近。PG関連薬により治療開始，眼圧は11〜12mmHgに下降したが，角膜障害が増悪し異物感を強く訴えた。そこでトラバタンズに点眼を変更したところ，角膜障害は著しく減少し，自覚症状も改善した。

関連情報　元来，ドライアイあり。PG関連薬投与後，角膜上皮障害があり

処方例　キサラタン ➡ トラバタンズ

> **コメント**　メグスリというと「スッキリ，さわやか！」だけのイメージがある。しかし，医療用のそれはチャンとしたクスリである。特に，緑内障点眼薬は薬理学的に「全身薬」と位置づけられ，しかも長期にわたり使用するためその副作用について慎重な対応が必要である。

症例4A　初診時，すでにPG関連薬とβ遮断薬の併用治療を行っていた。しかし，「最近，歩行時に息切れがある」とのコメントがあり，β遮断薬の関与を疑い内科に紹介した。その結果，既往歴・現病歴では明らかでなかった「洞不全症候群」を指摘されたため，β遮断薬を中止してCAIに変更した。緑内障点眼薬の処方時には不整脈・喘息などの有無を確認するが，長期経過後に開始時には認めなかった全身異常が出現することは稀でない。自験でも10年以上問題なくβ遮断薬を使用，しかし，その後不整脈・慢性閉塞性肺疾患などを発症し点眼を中止した症例は15例を超える。一方，既往歴からβ遮断薬の使用を待機した中に内科受診の結果，使用が可能となった症例も少なからず経験する。特にβ遮断薬の使用の際には，内科医や薬剤師と連携し全身状況を把握するよう努める。

症例4B　ドライアイで受診したが緑内障を疑い，精査した。NTGと診断後，第一選択としてPG関連薬を処方した。その結果，眼圧はよく下降したが，点眼後に「異物感」を自覚し，点眼もスキップされやすかった。このため，PG関連薬中の防腐剤（ベンザルコニウム塩化物：BAK）の角膜障害への影響を疑いBAK非含有のPG関連薬に変更した。その結果，角膜障害は寛解，異物感も改善し，一方，眼圧は良く維持された。眼表面は鋭敏な感覚を有し異物感が強ければ点眼の継続性も阻害される。最近では，防腐剤の種類や点眼容器に工夫がされた緑内障点眼薬も開発されており，点眼薬の選択肢が広がった。

文献
1) Yamada Y, Takayanagi R, Tsuchiya K et al：Assessment of systemic adverse reactions induced by ophthalmic beta-adrenergic receptor antagonists. J Ocul Pharmacol Ther 17：235-248, 2001
2) 原　岳：NTGでPGにより加療中，眼圧下降したが角膜上皮障害が出現した，どうする？ 緑内障3分診療を科学する！ 吉川啓司，松元 俊 編，中山書店，2006, pp114-117

症例 5　目標眼圧に到達しなければ，治療を追加せざるを得ない！

症例A　標準的追加順は「PG，そして，β」

	右	左
視　力	0.03（1.2×−9.0D）	0.04（1.2×−7.75D）
眼　圧	21〜22mmHg	20〜21mmHg

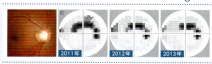
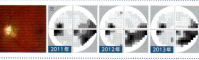

53歳，男性。健診で緑内障を疑われ受診。乳頭陥凹が明らかでこれに相応する視野障害を認め，ベースライン眼圧は20〜22mmHgだった。目標眼圧は13mmHg以下と考え，諸検査後，ルミガンを処方したところ眼圧は15〜16mmHgに下降，さらに0.5%チモプトールを追加，眼圧は12〜13mmHgに下降した。

関連情報　治療後，眼圧下降，視野障害悪化なし。「目標眼圧」は達成せず

処方例　①ルミガン→②＋0.5%チモプトール

症例B　全身副作用に配慮し，追加にひと工夫

	右	左
視　力	0.6（1.2×＋1.75D）	0.7（1.0×＋0.75D）
眼　圧	16〜18mmHg	17〜19mmHg

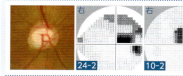
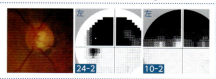

59歳，女性。近医にて1年前から緑内障のためタプロスにより治療。ベースライン眼圧が不明だったため，一時的に点眼を休止し眼圧を測定。その結果，18mmHg前後だったためタプロスを再開。眼圧は14mmHg前後に下降し，維持された。しかし右眼には固視点付近の，左眼には上半全般にわたる視野障害を認め，目標眼圧は12mmHg以下と考えたため，アイファガンを追加した。

関連情報　点眼により，眼圧下降するも「目標眼圧」には達せず

処方例　①タプロス→②＋アイファガン

> **コメント**　最近の緑内障治療は個々の病態やQOVを重視する「personalized medicine」の考え方に則り，かつその枠組みが「主観的から客観的」に変貌している．具体的には症例ごとに，そのベースライン眼圧や視野障害の程度などに基づいた目標眼圧を設定．さらに，選択した点眼薬による目標達成具合を確認する．その後，それぞれの症例の眼圧や視野などの経過を評価し，必要あれば，さらなる眼圧下降を目ざし点眼薬を追加していく．

症例5A　右眼は固視点付近に，左眼は下方に視野障害を認めた．

症例5B　左眼（上方視野全体）に加え右眼もQOVに影響が大きい固視点付近まで至る視野障害を認めた．

　両症例の視野障害は「質的重症」と考え，目標眼圧は12 mmHg以下に設定した．両症例ともにPG関連薬を第一選択とし治療を開始したが，眼圧はベースラインから25～30％減に相当するレベルまで下降した．PG関連薬は最も眼圧下降効果に優れ，一部を除きベースラインから20％を超える眼圧下降が得られる（20 mmHg前後の眼圧が12 mmHgに下降，40％減を得た著効例も経験する）．そこで，両症例ともにPG関連薬は「よく効いた！」と評価した．さらに，この時点で両症例とも視野障害の悪化はなかったが，一方，視野障害は重症なため，当初設定した目標眼圧を達成すべきと考え，それぞれβ遮断薬とα刺激薬を追加した．その結果，眼圧は11～12 mmHgまで下降した．

　なお，症例5Bでは小児喘息の既往があったため，追加薬としてα刺激薬を選択した．

文献

1) Hahn SR：Patient-centered communication to assess and enhance patient adherence to glaucoma medication. Ophthalmology 116：S37-42, 2009
2) Araie M, Kitazawa M, Koseki N：Intraocular pressure and central visual field of normal tension glaucoma. Br J Ophthalmol 81：852-856, 1997

症例 6 「目標眼圧の見直し」と「点眼の追加」は稀ではない！

症例A　視野障害の状況を検証，要あれば点眼薬を追加

	右	左
視　力	0.08（1.2×－4.5D）	0.1（1.0×－3.25D）
眼　圧	15～17mmHg	15～17mmHg

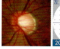

37歳，男性。健診で緑内障を指摘され，近医を受診。視野障害が軽度で眼圧も12mmHg前後だったため無治療で経過観察されていた。しかし当科受診後，視野障害が進行し眼圧も15～17mmHgに上昇したため，PG関連薬により治療を開始。眼圧は14～15mmHgに下降したが，視野障害はさらに悪化。2％ミケランLAを追加し，眼圧は13～14mmHgに下降したが視野障害の増悪が続き，1％トルソプトの追加に至った。

関連情報　当初，設定した「目標眼圧」は達成するも，視野障害は悪化

処方例　①キサラタン→②＋ミケラン→③＋トルソプト

症例B　点眼追加の際には，継続的に使用可能か？を確認

	右	左
視　力	0.7（1.2×0.25D）	1.2（1.2×＋0.5D）
眼　圧	18～20mmHg	16～19mmHg

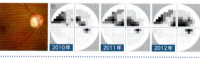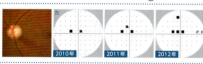

37歳，男性。10年以上前から定期検査を受けていた人間ドックで緑内障を疑われ受診。両眼の乳頭陥凹拡大を認めたが，視野障害は右眼のみに認めた。眼圧は正常範囲内（18～20mmHg）にありNTGと診断。キサラタンを開始したが，眼圧は16～17mmHgに留まった。視野障害も悪化傾向があったため0.5％チモプトールを追加，さらにCAIを加えた。この結果，眼圧は下降したが，なお変動が続いたためチモプトールを0.5％チモプトールXEに変更。眼圧は13mmHg前後に安定した。

関連情報　視野障害悪化のため点眼追加。多忙なためアドヒアランスは非良好

処方例　①キサラタン→②＋チモプトール→③＋エイゾプト➡②のみチモプトールXEに変更

> **コメント** 緑内障では眼圧が安定していても，乳頭出血・加齢など他の要因も関与し視野障害は悪化し得る。そこで，常に，現在の治療で十分か？ を検証し，必要あれば治療を強化する。

症例6A PG関連薬により設定した目標眼圧に至ったが，視野障害はなお悪化したため，点眼を追加した。視野障害の悪化は画一的ではなく，早いスピードで悪化する時期もあるため，定期的に視野を検査し点眼薬の追加も決定する。その際，点眼薬の作用機序を考慮し「PG関連薬→β（$\alpha\beta$）遮断薬→CAI/α作動薬」の順とすることが一般的である。本例では3剤併用下で眼圧は11～12mmHgとなり視野障害の悪化が抑制された。

症例6B 第一選択としたPG関連薬により眼圧は下降したが期待値までは至らず，早めに点眼を追加し結局，3剤併用となった。さらに，多忙なため，例えば1日2回型の点眼薬で2回目の点眼をスキップすることが少なくなかったため，継続使用の重要性を情報提供した上で，1日1回型のβ遮断薬を処方したところ，点眼が規則的になり眼圧も目標値に至った。緑内障点眼治療ではその当初から「点眼が規則的に継続的に使用できているか？」を確認していきたい。

　緑内障診断力の向上，高齢化社会の実現などにより，緑内障治療期間は長期化している。そこで，目標眼圧の見直しと点眼の追加に迫られる症例は増加し，その結果，点眼の併用例は50％以上に達するとされている。

文献

1) Chen PP：Blindness in patients with treated open-angle glaucoma. Ophthalmology 110：726-733, 2003
2) 内藤知子，吉川啓司：コンプライアンス（アドヒアランス）の実際とその向上法．臨眼 63：362-363, 2009

症例7　眼圧下降の最終手段は手術！しかし，その同意が得られないと……

症例A　4剤の併用は負担が明らかに大きいので……

	右	左
視　力	0.03（1.2×−12.5D）	0.04（1.2×−9.5D）
眼　圧	18〜20mmHg	17〜19mmHg

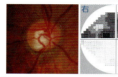

78歳，男性。近医で両眼の眼圧上昇に対し，タプロスとトルソプトにより治療中に紹介受診。視野障害が固視点付近まで迫っており，目標眼圧は12mmHg以下に設定。点眼を一時休止し確認したベースライン眼圧は18〜20mmHgだったため，早速，点眼を再開。さらに，チモプトール，アイファガンを追加。眼圧は12mmHgに安定した。しかし多剤点眼による負担感が強くチモプトール／トルソプトをコソプトに変更した。

関連情報　4剤併用により負担が増大，配合剤に変更

処方例　①タプロス／トルソプト→②＋チモプトール／アイファガン ➡ ①のみコソプトに変更

症例B　現状の緑内障点眼治療では，5種類の点眼併用もあり得る！

	右	左
視　力	0.2（0.7×−0.25D）	0.2（0.5×−0.5D）
眼　圧	20〜21mmHg	21〜22mmHg

83歳，男性。眼科受診の経験が全くなかったが，見にくさを自覚し，病院を受診したところ緑内障と診断されトラバタンズを処方された。初診時の眼圧は19mmHg。強い乳頭陥凹拡大と視野障害を認めた。早々に点眼を追加し，トラバタンズ＋アゾルガ＋アイファガンの4種3剤で，眼圧は12mmHg前後まで下降。しかしさらなる眼圧下降が必要と考え，グラナテックを処方した。

関連情報　手術への同意が得られず，早々に点眼薬を追加

処方例　①トラバタンズ／アゾルガ／アイファガン→②＋グラナテック

> **コメント** 緑内障点眼薬が追加されればアドヒアランスは低下しやすくなる。そこで，処方点眼数は3剤までとすることが原則であり，さらに眼圧下降が必要ならば手術治療が適応となる。しかし，手術の同意が得られないことも散見され，その際には点眼を追加せざるを得ない。

症例7A 視野障害が重症で眼圧も18〜20mmHgだったため，手術を勧めたが，以前白内障手術を受けた際に眼圧上昇があったことを理由に同意が得られなかった。そこで，PG関連薬とCAIを併用したが眼圧は14〜16mmHgに留まり，さらにβ遮断薬，α刺激薬を追加し，眼圧は12〜13mmHgに安定した。しかし，毎日，4剤を点眼する負担が大きかったためβ遮断薬・CAIを配合剤（β遮断薬＋CAI）に変更。1剤を減じたのみだったが負担感の訴えは明らかに軽減した。配合剤点眼薬の主目的である「利便性の向上」がよく反映した症例だった。

症例7B 初診時にすでに重症な視野障害を認め，眼圧も20mmHg前後だったため準緊急的な手術を勧めた。しかし，現在，取り掛かっている作品の完成に向けたスケジュールを優先することを強く希望され手術への同意が得られなかった。そこで，早速，点眼治療を開始，β遮断薬とCAIの配合剤を含む4種3剤まで点眼薬を追加，眼圧が12mmHg前後まで下降し，第一段階の目標に達した。しかし，視野障害の重症度を考慮し，2014年末に上市されたRho阻害薬を追加した。なお，本例は重症例だったため早々の眼圧下降を企図し，1剤ごとの眼圧下降効果の確認期間を最小限とし，次々に点眼を併用していったため5種併用に至るまでの期間は通常より短かった。本例では個人の価値観を重視したpersonalized medicineに則り点眼治療を選択したが，これが治療として「最善手」であるかについては疑問が残る。

文献
1) 谷戸正樹：合剤の国内外への導入状況．臨眼 63：247-251, 2009
2) 山本哲也：緑内障患者の望ましい管理法．日眼会誌 113：949-950, 2009

症例 8 特に高齢者では「標準的治療」の例外が多い

症例A 「第一選択」ではない選択も……

	右	左
視　力	0.2（0.8×−0.75D）	0.3（0.7×−0.25D）
眼　圧	14〜15mmHg	14〜15mmHg

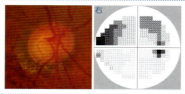
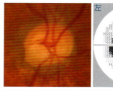
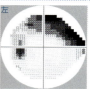

89歳，女性。充血のため受診。乳頭陥凹拡大があったため緑内障を疑い精査。眼圧は12〜14mmHgで安定していたが，明らかな視野障害を認めた。一方ドライアイがあり，慢性閉塞性肺疾患や徐脈傾向も認めたためデタントールを選択。眼圧は11〜12mmHgで維持され，視野障害の明らかな悪化は認めていない。

関連情報　高齢者で，視野障害は強くない。不整脈・ドライアイあり

処方例　両眼：デタントール点眼（5：00/17：00）

症例B 点眼自体が困難ならば……

	右	左
視　力	0.9（1.2）	0.5（1.0）
眼　圧	14〜15mmHg	14〜15mmHg

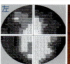

ディンプルボトル　　ザライーズ

82歳，女性。NTGの診断で2年前から他院でキサラタンにより治療中。内科主治医に当科を紹介され受診。緑内障性乳頭障害および視野障害を認めたため目標眼圧は13mmHg以下と考えた。しかし認知症のため定期的点眼が困難であり，眼圧は15〜16mmHg前後で推移した。そこで家族に点眼を依頼。その結果，眼圧は12〜13mmHgに下降した。

関連情報　認知症あり，自ら点眼することが困難

処方例　両眼：タプロス点眼（8：00）→家族に点眼依頼

> **コメント** 高齢者では全身および局所の変調が多く，点眼薬の選択に制約がかかったり，また，点眼操作がスムーズでない場合が少なくない。これらの点眼に関わる諸状況を考慮した結果，「標準的」にとらわれずに点眼薬を選択する場合がある。

症例8A 局所・全身の変調が見られたが，視野障害は比較的軽度，眼圧も正常範囲（13mmHg以下）だった。本来は，通常追加薬として用いるα遮断薬を第一選択とした。眼圧下降効果がややマイルドだが，副作用や点眼時の刺激感が少なく本例には適していると考えたからである。

症例8B 点眼を家族に依頼することにより眼圧の下降が得られた。点眼薬は使えば効くが，使わなければ，あるいは点眼薬を使ったとしても，点眼液が眼表面に滴下されなければ効かない。症例は認知症であり，自ら点眼することが困難だった。そこで，家族に点眼を依頼したところ規則的な点眼が可能になり，眼圧が下降した。

　さて，点眼操作は内服と異なり①キャップを開け②キャップを置き③点眼容器を構え④点眼容器を押し⑤眼表面に滴下する，という多くの動作が必要なため，1滴を正確に眼表面に点眼することは難しく，正常者でも正確な点眼ができる割合は6割程度であることが報告されている。高齢者では指先の力も減少しており，点眼動作はさらに困難になる。そこで，操作性の良好な点眼容器（ディンプルボトル）や点眼補助具（ザライーズ®など）の使用を積極的に考慮することが少なくない。

文献
1) 兵頭涼子，林 康人，溝上志朗ほか：圧力センサーによる緑内障点眼薬の点眼のしやすさの評価. あたらしい眼科 27：99-104, 2010
2) Yoshikawa K, Yamada H：Influence of container structures and content solutions on dispensing time on ophthalmic solutions. Clin Ophthalmol 20：481-486, 2010

症例 9　緑内障点眼薬のパイオニアはピロカルピンだが……

症例A　閉塞隅角緑内障にはピロカルピンが役立つ

	右	左
視　力	0.3（0.8×＋3.75D）	0.2（0.5×＋3.25D）
眼　圧	14〜16mmHg	25〜27mmHg

 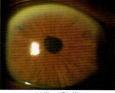 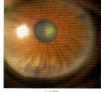

LI後・IOL後　　　　　　　　　　　　　　LI後

90歳，女性．10日前からの左眼のかすみ感で受診．眼圧は右14mmHg，左28mmHg．前房は浅く（右：1.62mm　左：1.53mm），隅角は右約40％，左全周閉塞．左眼は緑内障急性発作と判断し直ちにレーザー虹彩切開を施行．2％ピロカルピンを処方したところ，眼圧は20mmHgに低下．後日，右眼にもレーザー虹彩切開を施行したが，両眼圧は徐々に上昇したため，白内障手術施行．術後も眼圧が変動するため2％ピロカルピンを再開した．

関連情報　急性発作眼，LIおよびIOL挿入後も眼圧下降不十分

処方例　両眼：2％サンピロ点眼（8：00/12：00/16：00/20：00）→家族に点眼依頼

症例B　アトロピンは「逆説的」点眼治療

視　力	0.2（0.5×－2.5D）	
眼　圧	12〜14mmHg（通常時）	36〜40mmHg（散瞳時）

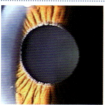 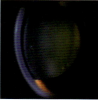 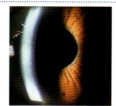

通常時　　　　　　　　　散瞳時　　　　　　　　手術後

85歳，男性．1週間前からの左眼のかすみ感で受診．眼圧は正常範囲（右：12mmHg 左：14〜16mmHg）だったが左落屑物質を認めた．白内障手術の希望があり，検査のため散瞳したところ，左眼は急に浅前房化，眼圧は38mmHgまで上昇．高浸透圧薬点滴に加えアトロピン点眼を追加．約2時間後に眼圧は18mmHgまで下降．前房深度も回復した．その後，白内障手術を施行．眼圧は安定した（12〜14mmHg）．

関連情報　左眼は散瞳により急速に浅前房化し，眼圧も急上昇した

処方例　両眼：高浸透圧薬点滴＋0.5％アトロピン点眼

コメント 原発閉塞隅角緑内障は隅角部の物理的な閉塞により房水排出が障害され眼圧が上昇する。そこで，その治療の主役は隅角閉塞により生じた前房・後房の厚差を軽減するためのレーザー虹彩切開術（LI）や水晶体再建術（IOL）である。

症例9A 急性発作に対し，LIさらにIOLも施行したが眼圧は正常範囲には復しなかった。そこで，ピロカルピンを追加したところ，眼圧は下降した。LIやIOLを施行しても約1/3の症例では眼圧は下降せず緑内障手術も必要となる。副交感神経刺激薬は1876年に開発された最も歴史のある点眼薬だが現在でもその出番は少なくない。

症例9B 続発性の急性緑内障の病態のひとつに毛様体の前方回旋，毛様体筋の緊張による水晶体の前進が来たす浅前房化が挙げられる。症例では落屑物質も認め，チン小帯が脆弱性を有していたためか散瞳により急激な浅前房化を来し，眼圧も急激に上昇した。高浸透圧薬の点滴に加えて副交感神経遮断点眼薬を併用したところ約2時間で眼圧は正常範囲に下降し，また，前房深度も回復した。この急速な浅前房を来す病態に対しては，通常，閉塞隅角緑内障に用いられるピロカルピンは毛様体筋を収縮させ水晶体の前方移動を生じ，より一層の浅前房化を来すため使用しない。一方，抗コリン作動薬であるアトロピンは散瞳作用があるが毛様体筋の緊張を解除するために使用されることがあり「逆説的治療」といえる。

文献
1) Aung T, Ang LP, Chan SP et al：Acute primary angle-closure：Long-term intraocular pressure outcome in Asian eyes. Am J Ophthalmol 131：7-12, 2001
2) 酒井　寛：【眼圧上昇はなぜ起こる？】第4の機序　悪性緑内障 vs. 毛様体因子　原発閉塞隅角緑内障の発症機序としてのUveal Effusion. あたらしい眼科 29：607-612, 2012

症例10 続発緑内障では「原因治療」が第一だが……

症例A 炎症眼にもPGは使用できる!?

視力	0.1（1.2×-4.25D）	
眼圧	38～40mmHg（発作時）	12～13mmHg（寛解時）

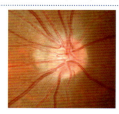 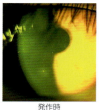 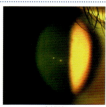

発作時　　　　　　　寛解時

33歳，男性。4～5日前から右眼のかすみ感があり受診。前房内の強い細胞浮遊と角膜裏面沈着物を認め，また，眼圧は36mmHgに上昇しており，虹彩炎に続発した緑内障発作と診断。直ちにリンデロン点眼およびダイアモックス内服を処方。5日後の再診時には前房中細胞は著しく減少し，眼圧も12mmHgに低下。その後も時折，緑内障発作を繰り返し，眼圧も30mmHg前後まで上昇したため，同様に治療していたがダイアモックス内服によるしびれ感が増強したため，キサラタンに変更した。

関連情報 右眼の虹彩炎に眼圧上昇を伴った。その後も再発を繰り返した

処方例 ステロイド点眼＋ダイアモックス内服 ➡ ステロイド点眼＋キサラタン

症例B 落屑緑内障には翻弄される!?

	右	左
視力	0.7（1.2×+1.25D）	0.4（1.2×+0.5D）
眼圧	12～14mmHg	23～25mmHg

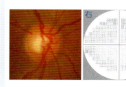 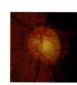 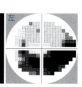 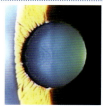

落屑物質

70歳，女性。3年前より左眼の高眼圧で治療（PG関連薬＋β/CAI配合剤）を受けているが，眼圧下降が得られず紹介受診。初診時，開放隅角で左眼圧18～19mmHgだったが，虹彩縁に落屑物質を確認。左眼の乳頭陥凹拡大とこれに相応した視野障害を認めたため，さらに，アイファガンを追加。眼圧は15～17mmHgまで下降した。右眼は視野障害が明らかでなく眼圧も12～14mmHgに維持されている。

関連情報 左眼に落屑物質を認め，眼圧も左眼のみ高値を示した

処方例 ①キサラタン→②＋チモプトール ➡ ザラカム

> **コメント**　続発緑内障に対しては原因疾患の治療がまず行われる。しかし，高眼圧に対しては早速の眼圧下降を目指す。この際，ぶどう膜炎などの炎症性疾患に続発する眼圧上昇に対しては縮瞳作用のあるピロカルピンの使用は不適当である。PG関連薬は炎症を惹起する可能性も示唆されているが，その経過を慎重に観察しながら使用することが少なくない。

症例10A　ぶどう膜炎に続発した緑内障を認めステロイド点眼薬と内服の炭酸脱水酵素阻害薬を処方し，炎症の鎮静化とともに眼圧は下降した。しかし，再発時に同様に内服薬を使用したところしびれ感などを強く訴えた。そこで，PG関連点眼薬に変更したが炎症の増悪は来たさず，また，眼圧はよく下降した。炎症眼に対してもPG関連薬の使用が可能であることが示唆された。

症例10B　両眼ともに緑内障性変化を認めたが，さらに左眼に落屑物質を認めた。落屑物質を認めるとその約1/3の症例で眼圧上昇を来すと報告されている。症例の眼圧は正常範囲にあったが右眼に比べ左眼では明らかに高値を示した。現段階では点眼により眼圧は正常範囲に留まっているが，落屑緑内障では眼圧の変動が大きいため「安心は禁物」である。早期の手術治療の適応を念頭に置きながら経過観察する。

文献
1) Smith SL, Pruitt CA, Cine CS et al：Latanoprost 0.005％ and anterior uveitis. Acta Ophthalmol 77：668-672, 1999
2) 庄司　純：点眼薬クリニカルブック．金原出版，2011

症例11　緑内障は「超」慢性疾患なので

症例A　すでに同じ点眼薬を15年以上，継続して使用中！

	右	左
視　力	0.08（1.0×−5.0D）	0.06（1.2×−4.75D）
眼　圧	13〜15mmHg	12〜14mmHg

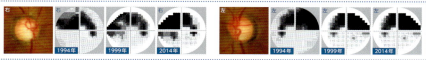

55歳，女性。約20年前に初診したNTG。乳頭陥凹拡大とこれに相応する視野障害を認め，眼圧は14〜16mmHg。当時から使用可能だったレスキュラを処方，眼圧は13mmHg以下に下降。初診から5年後，視野障害の悪化を認めたため，ベトプティックを追加。眼圧は10〜11mmHgに下降した。その後，視野障害は明らかには悪化せず，眼圧も安定しているため，治療を変更せずに経過観察中。

関連情報　約20年間，経過観察

処方例　①レスキュラ（1996年より処方）→②＋ベトプティック

症例B　長期継続には点眼のアドヒアランスを重視

	右	左
視　力	1.2（n.c.）	0.7（1.2×−0.5D）
眼　圧	18〜20mmHg	17〜18mmHg

39歳，女性。パソコン作業中，画面の欠けに気づき受診。乳頭陥凹拡大に加えて乳頭出血を認め，鼻側および固視点付近に視野欠損があり，眼圧は18〜20mmHg。キサラタンを第一選択として処方。眼圧は14〜15mmHgに下降，さらにβを追加し眼圧は12〜13mmHgに下降し，眼圧下降目標が達成。しかし，点眼の追加による点眼負担があったためザラカムに変更した。

関連情報　右眼のみ視野障害（固視点付近）を伴い，DHも認めた

処方例　①キサラタン→②＋ミロル ➡ ザラカム

コメント 緑内障は超慢性疾患であり，治療も長期にわたる．緑内障点眼薬は強力であり，しかも科学的検証がなされており，正しい適応の下で相性も良ければ長期使用が可能である．一方，生活上も含めた諸事情もあり，緑内障点眼薬の継続的使用は容易ではない．そこで，点眼回数を可及的に減少させる配慮も求められる．

症例11A すでに20年近く，経過観察中だが初診時に使用可能だったプロストン系PG関連薬を処方．その後，β_1遮断薬を追加したが，眼圧は良好で視野障害の悪化も認めていない．緑内障治療は長期にわたるため，点眼薬も長期投与が必要となる．効果・副作用の両面で問題が無ければ変更せずに継続することが多い．本症例にも新しく開発された点眼薬への変更の選択肢も説明したが「治療変更」は希望しなかった．

症例11B 設定した目標眼圧を達成するのにPG関連薬にβ遮断剤の追加を要した．しかし，家庭と仕事の両立で多忙なため，点眼追加による点眼回数の増加の負担を訴えられPGsとβの配合剤に変更．その結果，「2回目の点眼時間が仕事と重なることから解放され，とても楽になった！」と予想以上に歓迎された．緑内障点眼薬は効果があることは確実だが，使用されなければ効かない．そこで，アドヒアランスの良し悪しが視機能障害悪化の律速段階となる．この点，配合剤の使用によりアドヒアランスの改善が期待されるが，その特徴がキチンと治療に取り組んでいる本例では良く発揮された．

文献
1) Hahn SR：Patient-centered communication to assess and enhance patient adherence to glaucoma medication. Ophthalmology 116：S37-42, 2009
2) Araie M, Kitazawa M, Koseki N：Intraocular pressure and central visual field of normal tension glaucoma. Br J Ophthalmol 81：852-856, 1997

7 白内障治療薬

　白内障には，加齢白内障，併発白内障，先天白内障，外傷白内障などがあり，その原因は様々である。

　白内障治療は，薬物治療と外科治療に大別され，白内障の程度により治療法が選択される。しかし，白内障に対する薬物療法は，白内障の進行予防を目的とした保存的治療法であり，発症した水晶体の混濁を軽減することはできない。したがって，最終的な治療法としての外科治療がほぼ確立された現在では，薬物治療は手術適応時期に至るまでの治療法という位置づけであり，水晶体混濁の進行を防止して，少しでも長く自己の眼による視機能を維持することにある。

白内障治療薬の基礎知識

　白内障の病態は，水晶体の①代謝異常，②膜の傷害，③酸化による水晶体混濁の進行である。

　水晶体の主成分はクリスタリンである。代謝異常として，α-クリスタリンの-SH基とキノイド物質の結合が挙げられる。また，水晶体の透明性維持のエネルギーとしては，糖代謝が重要である。もう一つの代謝異常としては，糖代謝に関連する，アルドース還元酵素活性の異常が挙げられる。

　膜の傷害は，Na^+，K^+-ATPaseが関与するカチオン輸送および膜透過性亢進によるCa^{2+}の増加が主要な病態である。

また，酸化に関連するものとしては，光酸化によるトリプトファン代謝異常，過酸化脂質の生成などがある。

B 白内障治療薬の種類 (表1)

1 ピレノキシン

ピレノキシン点眼液0.005％（カタリン®点眼液・カタリン® K点眼液・カリーユニ®点眼液）は，クリスタリンとキノイド物質が結合して蛋白質が不溶化するのを阻止する作用がある。また，抗酸化作用として，光酸化抑制作用を有するとされている。

2 グルタチオン

グルタチオン点眼液2％（タチオン®点眼用）は，SH基の保護，過酸化脂質産生抑制，X線酸化防止などの抗酸化作用を有する。また，Caイオンによる蛋白質の不溶化を防止する作用があるとされる。

（庄司　純）

表1　白内障治療用点眼薬

一般名	商品名（企業名）
ピレノキシン	カタリン点眼用0.005％（千寿）
	カタリンK点眼用0.005％（千寿）
	カリーユニ点眼液0.005％（参天）
グルタチオン	タチオン点眼用2％（日本ジェネリック）

症例でみる 点眼薬の使い方

症例 1　加齢白内障：軽症例の保存的治療

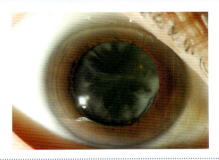

病　　歴	71歳，女性。最近，漢字が読み取りにくくなり，月が二つに見えるなどの異常を自覚するようになった。老視が進行したと思い，眼鏡作成目的で眼鏡店を訪れたところ矯正視力の不良を指摘され，眼科受診を勧められて受診
初診時所見	両眼水晶体に楔状の皮質混濁がみられた。視力は，右0.1（0.8），左眼0.2（0.9）であった
診　　断	加齢白内障
処 方 例	カリーユニ®点眼液：1日5回

コメント　白内障の原因で最も多いものが加齢白内障である。霧視，単眼複視，視力低下（特に近方視力），羞明感などの自覚症状で気づくことが多い。矯正視力が良好な白内障の場合には，まず保存的に経過を観察し，自覚症状が強く日常生活に支障があるような場合には，手術療法の社会的適応となる。

　薬物療法として点眼薬を長期に処方している症例では，点眼薬の副作用に注意する必要がある。ピレノキシンでは，長期使用者に眼瞼炎が生じ，重症例では眼瞼結膜炎となり，掻痒感を訴える場合がある。グルタチオンでは，点眼時の刺激感や点眼後の霧視を訴えることがある。

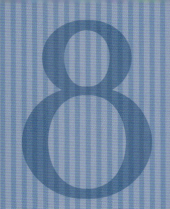

8 散瞳薬

A 散瞳薬の基礎知識

　瞳孔に作用して散瞳させる散瞳薬（点眼）は，交感神経―瞳孔散大筋に作用する交感神経興奮薬と副交感神経―瞳孔括約筋に作用する副交感神経遮断薬とに大別される（図1）。

　交感神経興奮薬の点眼薬は，瞳孔散大筋の受容器を直接刺激する薬剤であり，エピネフリン，フェニレフリン塩酸塩（フェニレフリン：ネオシネジン®）が代表である。また，副交感神経遮断薬は，瞳孔括約筋の受容器において，アセチルコリンと競合して刺激伝達を遮断する薬剤であり，アトロピン硫酸塩水和物（アトロピン：日点アトロピン，リュウアト®），トロピカミド（ミドリン® M），シクロペントラート塩酸塩（シクロペントラート：サイプレジン®）などが挙げられる。

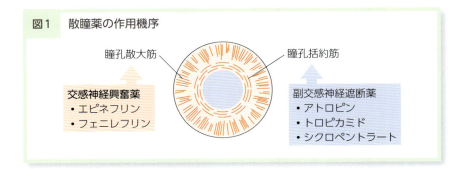

図1　散瞳薬の作用機序

表1 散瞳薬の種類

一般名	商品名（企業名）	備考
アトロピン硫酸塩水和物	日点アトロピン（日本点眼）	散瞳作用・調節麻痺作用
	リュウアト（参天）	
フェニレフリン塩酸塩	ネオシネジン（興和）	散瞳作用が主体
トロピカミド	ミドリンM（参天）	散瞳作用
トロピカミド・フェニレフリン塩酸塩配合	ミドリンP（参天）	散瞳作用の効果を高めるため塩酸フェニレフリンを配合
	オフミック（わかもと）	
シクロペントラート塩酸塩	サイプレジン（参天）	調節麻痺作用が主体

　散瞳薬は，散瞳作用と調節麻痺作用とを有するが，薬剤の種類により散瞳作用および調節麻痺作用に対する効果が異なるため，目的により使用する薬剤を選択する必要がある（表1）。

　散瞳薬の使用目的は，検査目的の使用法と治療目的の使用法に大別される。検査目的の使用法には，眼底検査または中間透光体検査の際に行う散瞳や調節検査のための散瞳などがある。治療目的の使用としては，虹彩炎あるいはぶどう膜炎などの眼内炎症に対して，散瞳維持による瞳孔癒着予防と消炎治療の補助とを目的とした使用法がある。また，散瞳薬は，白内障手術，硝子体手術および網膜剥離手術などの術前散瞳の際にも用いられる。

B 散瞳薬の種類と作用機序

1 アトロピン硫酸塩水和物

　アトロピン（日点アトロピン，リュウアト®）は強い自律神経作用薬で，副交感神経に作用して瞳孔括約筋麻痺および毛様筋麻痺を生じさせるため，散瞳作用と調節麻痺作用とを有する。散瞳効果が発現される時間は，点眼後30〜40分である。効果の持続時間は長く，散瞳効果が消失するまでに約10

日間，調節麻痺効果が消失するまでに7～14日間を要するとされている。

眼科診療での使用法は，調節麻痺下の屈折検査（小児），弱視治療（小児），虹彩炎・ぶどう膜炎治療時の散瞳などが挙げられる。点眼で使用する薬剤濃度は，新生児・乳児が0.25％，6歳未満が0.5％，6歳以上が1％の点眼液を使用する。

アトロピン点眼によって，循環器症状（血圧上昇，心悸亢進など），精神症状（幻覚，興奮など），消化器症状（口渇，悪心など），頭痛，顔面紅潮，発熱などの全身症状が副作用として発現されることがある（臨床ワンポイント：アトロピン点眼によるアトロピン中毒）。したがって，点眼時の涙囊部圧迫を徹底させ，副作用の発現を予防することが重要である。眼局所の副作用としては，濾胞性結膜炎（アトロピン結膜炎），眼瞼炎などが挙げられる。また，浅前房，狭隅角，閉塞隅角緑内障などの急性緑内障発作の可能性のある症例に対しては禁忌である。

2 フェニレフリン塩酸塩

フェニレフリン（ネオシネジン®）は，強い交感神経刺激作用（選択的 α_1 受容体刺激作用）を有する薬剤で，散瞳作用を有する。交感神経刺激作用のため，乳幼児に対する投与は十分な注意を必要とし，新生児への投与は禁忌である。

臨床ワンポイント　アトロピン点眼によるアトロピン中毒

アトロピン点眼により，顔面紅潮，発熱などの全身症状が強く出現する場合がある。特に小児の調節麻痺下の屈折検査としてアトロピン点眼を使用する場合には注意が必要である。合併症が発生した場合に対策をとりやすいように，アトロピン点眼は朝から開始して，点眼後の状態をよく観察してもらうようにする。顔面紅潮や発熱などの徴候が出現した場合には，すぐに来院して処置を受けるように保護者に説明しておくことが重要である。発熱した場合には，氷囊で腋窩や頸部を冷却する。

3 トロピカミド

　トロピカミドの点眼薬には，トロピカミド点眼液（ミドリン® M）とトロピカミド0.5%・フェニレフリン塩酸塩0.5%配合点眼液（ミドリン® P）とが販売されている（表1）。

　トロピカミドは副交感神経抑制作用を有し，強い散瞳作用を有するが，調節麻痺作用は弱いとされる。散瞳効果が発現される時間は，点眼後約20分で，散瞳効果が消失するまでには5～8時間を要するとされる。調節麻痺作用に関しては，3時間前後で効果が消失するとされている。眼科診療において，ミドリン® M点眼液は調節痙攣に対する治療，ミドリン® P点眼液は検査用散瞳薬として用いられる。

4 シクロペントラート塩酸塩

　シクロペントラート（サイプレジン®）は，アトロピン様の副交感神経麻痺作用を有するが，抗コリン作用は弱いとされ，強い調節麻痺作用と散瞳作用を有する点眼薬である。調節麻痺作用は，点眼 30～60分後から始まり，90～120分後に安定した効果となり，約24時間持続する。調節麻痺作用はアトロピンよりは弱く，効果が発現された状態でも残余調節力がみられるとされている。

　副作用として，一過性の精神神経症状（めまい，運動失調，見当識障害など）が出現することがある。シクロペントラートは，元来，全身麻酔薬として用いられる薬剤であるため，投与量が過剰になると精神神経症状が出現しやすいとされており，点眼回数が3回以上の場合に生じやすい。症状が軽度の場合には，朦朧状態または強い眠気を訴える場合があるため，小児に対して調節麻痺下の屈折検査を行う場合には，検査時に児の様子をよく観察することが必要である。急性閉塞隅角緑内障の発症には十分注意が必要である。

C. 散瞳薬の臨床応用

1 調節麻痺下の屈折検査

　小児の調節麻痺下の屈折検査は，アトロピン（日点アトロピン，リュウアト®）またはシクロペントラート（サイプレジン®）を用いて行う。使用法については，いくつかの方法が報告されているが，代表的な使用法を以下に挙げる（図2）。

　アトロピン点眼を用いて検査を行う場合は，1日2回，1回1滴の点眼を7日間行った後，屈折検査を行う。アトロピン濃度は，年齢に応じて0.5〜1%濃度の点眼（上述）を選択する。サイプレジン®を用いて検査を行う場合は，1回1滴を5分間隔で2回点眼し，60分後に屈折検査を行う。サイプレジン®とミドリン®Pを用いて行っている施設もある。

　サイプレジン®点眼による調節麻痺下の屈折検査は，アトロピン点眼を用いて行う場合と比較して残余屈折幅が大きく，両者の差は0.5〜1.5Dとさ

図2　調節麻痺下の屈折検査

A：アトロピンによる調節麻痺下の屈折検査の方法

1日目	2日目	3日目	4日目	5日目	6日目	7日目	8日目
アトロピン点眼　1回1滴1日2回・7日間							屈折検査

B：サイプレジン®による調節麻痺下の屈折検査の方法

開始時	5分後		60分後
点眼	点眼		屈折検査

点眼：サイプレジン®点眼

C：サイプレジン®・ミドリン®Pによる調節麻痺下の屈折検査の方法

開始時	10分後		70分後
点眼	点眼		屈折検査

点眼：サイプレジン®・ミドリン®P点眼

れている。第一選択の検査法としては、サイプレジン®点眼による検査であるが、調節性内斜視、弱視などの場合には、さらにアトロピン点眼を用いた検査法へと進む。

本検査は近見が障害されるために、学童に対して行う場合には、翌日の授業に対する配慮が必要である。サイプレジン®点眼では、近見が回復する時間として約18時間を目安とする。

2 眼底検査のための散瞳

眼底検査を目的として散瞳を行う場合には、トロピカミド0.5％・フェニレフリン塩酸塩0.5％配合点眼液（ミドリン®P）が第一選択である。ときにミドリン®P点眼液に対してアレルギー反応（**臨床ワンポイント：ミドリン®P点眼液による結膜炎**）がみられる症例があるが、その場合にはトロピカミド（ミドリン®M）を用いて散瞳する。

3 アトロピンによる片眼弱視治療

片眼弱視症例に対するアトロピン（日点アトロピン、リュウアト®）点眼治療は、健眼にアトロピンを点眼することで、健眼の近距離視力を弱視眼より低下させることを目的とする。点眼方法は、1％アトロピン点眼を1日1回、夕食後から就寝前の夜間に実施する。1日1回点眼で、健眼の近距離視力が弱視眼の近距離視力を下回らない場合には1日2回点眼とする。

4 虹彩炎・ぶどう膜炎に対する瞳孔管理

虹彩炎やぶどう膜炎などの眼内に炎症がみられる症例に対して、虹彩後癒着を予防する目的と虹彩・毛様体の安静を目的として、アトロピン点眼を行う。アトロピン点眼自体は、散瞳効果がやや弱いため、すでに虹彩後癒着がみられる症例に対しては、0.5％トロピカミド・0.5％フェニレフリン塩酸塩配合点眼液（ミドリン®P）を用いて瞳孔を動かすことで、虹彩後癒着が解除されることがある。

ミドリン®P点眼液による結膜炎

ミドリン®P点眼液は，トロピカミドとフェニレフリン塩酸塩とを主成分とする薬剤である。ミドリン®P点眼液では，点眼薬アレルギーによる結膜炎がみられることがある。

発症は，点眼後約4時間程度である。点眼から発症までに時間があるため，散瞳検査を受けて帰宅後に症状が出現する場合などがみられる。臨床所見は，球結膜および瞼結膜に強い充血および浮腫を生じ，数日間持続する（図3）。重症例では輪部腫脹を伴う場合もある。

治療は，副腎皮質ステロイド点眼薬を使用する。ミドリン®P点眼液による点眼薬アレルギーの既往がある症例では，次回使用時にも同様の症状を発症すること，フェニレフリン塩酸塩に対するアレルギーが考えられることなどから，使用する散瞳薬をミドリン®M点眼液に変更する。ネオシネジン点眼液でも同様の症状を発症することがある。

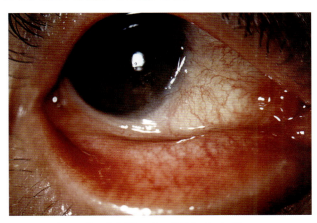

図3 ミドリン®P点眼薬による薬剤アレルギー
瞼結膜および球結膜に高度の充血がみられ，結膜は浮腫状である。

5 術前散瞳

　白内障手術，硝子体手術，網膜剥離手術などの術前散瞳は，手術開始の1時間前から開始する。使用する薬剤は，フェニレフリン塩酸塩5％（ネオシネジン®）とトロピカミド0.5％・フェニレフリン塩酸塩0.5％配合点眼液（ミドリン® P）を10分毎に点眼する。術中の縮瞳予防としてジクロフェナック（ジクロード®）などのNSAIDs点眼を併用することもある。

　網膜光凝固術の術前点眼は，ミドリン® Pを術前30分以上前から10分間隔で2回行う。糖尿病網膜症などの症例で，散瞳が悪い場合にはネオシネジンとミドリン® Pの両剤を用いて散瞳することもある。

（庄司　純）

臨床ワンポイント　円錐角膜と不可逆性散瞳

　角膜全層移植後の円錐角膜症例では，不可逆性散瞳を生じることがあるため，注意が必要である。角膜全層移植後の円錐角膜症例での不可逆性散瞳の原因は，諸説あるものの不明であり，術後の散瞳の有無との因果関係についても不明である。

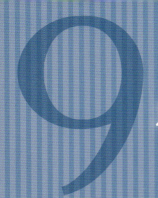

9 点眼麻酔薬

点眼麻酔薬の基礎知識

　点眼麻酔薬は，角結膜表面から吸収されて局所麻酔作用を発揮する薬剤である。点眼麻酔薬として使用可能な薬剤には，オキシブプロカイン塩酸塩，リドカイン塩酸塩，プロパラカイン塩酸塩，テトラカイン塩酸塩などがある。現在，わが国で点眼麻酔薬（眼表面麻酔薬）として用いることができるものは，オキシブプロカイン塩酸塩とリドカイン塩酸塩である（表1）。

　点眼麻酔薬の特徴は，皮膚からの吸収が悪いため，皮膚に対する麻酔作用はほとんどないことである。また，点眼麻酔に使用される薬物は，毒性が強

表1　点眼麻酔薬の種類

一般名	オキシブプロカイン塩酸塩		リドカイン塩酸塩
商品名 （企業名）	ベノキシール点眼液0.4% （参天）	オキシブプロカイン塩酸塩ミニムス点眼液0.4%「センジュ」 （千寿）	キシロカイン点眼液4% （アストラゼネカ）
外観			

いことによる副作用があり注意する必要がある。毒性を有するために注射で用いられる薬剤はなく，リドカイン塩酸塩が例外として，点眼および局所の浸潤麻酔，伝達麻酔などを目的として注射で用いられる薬剤である。

B 点眼麻酔薬の種類と特徴

1 オキシブプロカイン塩酸塩

　点眼麻酔用として販売されているものは，オキシブプロカイン塩酸塩0.4％（オキシブプロカイン：ベノキシール®）である。完全麻酔持続時間は10～15分間とされ，眼科検査，眼処置，眼小手術時の表面麻酔薬として用いられている。

　副作用としては，アナフィラキシーショック，過敏症状などが挙げられる。また，眼局所におけるオキシブプロカイン点眼薬の問題点として，濫用

臨床ワンポイント　オキシブプロカイン塩酸塩と角膜上皮障害

　オキシブプロカイン塩酸塩の点眼薬には，表面麻酔作用を適応とした0.4％点眼液（ベノキシール®）と局所知覚麻痺作用および涙液分泌抑制作用を適応とした0.05％点眼液（ラクリミン®）が販売されている。

　角膜上皮びらんなどに対して，または流涙症に対して，低濃度のオキシブプロカイン塩酸塩が処方されることがある。この処方の問題点として，患者の自覚症状が強いために，長期にわたって鎮痛薬の代わりに使用したり，流涙症に対して頻回点眼が行われたりするケースがある。低濃度のオキシブプロカイン塩酸塩の過剰な使用は，重篤な角膜上皮障害を生じる可能性があるため，処方に関する注意が喚起されている。

　オキシブプロカイン塩酸塩による角膜障害は，角膜上皮びらんや点状表層角膜症など角膜上皮障害が生じている眼で発症しやすいとされ，創傷治癒遅延が原因と考えられている。

によって角膜障害を生じることがあるため（**臨床ワンポイント：オキシブプロカイン塩酸塩と角膜上皮障害**），麻酔以外の使用法は控えるべきである。したがって，オキシブプロカイン点眼においては，頻回点眼の禁止，処方の禁止，眼局所注射への混入禁止などの注意点が挙げられている。また，角膜障害は，クロラムフェニコールとの併用により発現しやすくなるとの報告があり，クロラムフェニコール・コリスチン配合薬（オフサロン®など）との併用時には注意を要する。

2 リドカイン塩酸塩

　眼科用のリドカイン塩酸塩は，4％溶液がキシロカイン®点眼液4％として販売されており，眼科領域における表面麻酔に用いられている。眼表面麻酔を行うためには，本剤の1～5滴を点眼で使用する。

　全身的副作用としてアナフィラキシーショックがあり，また，眼局所の副作用としては，角膜障害がある。副作用を予防するために，①頻回に使用しないこと，②本剤を患者には渡さないこと，③注射用として使用しないことなどが注意点として挙げられる。

（庄司　純）

臨床ワンポイント　細菌分離培養検査と局所麻酔

　細菌性角膜炎もしくは細菌性結膜炎の検査として，病巣擦過物を用いた細菌分離培養検査があるが，病巣擦過前に患者負担を軽減する目的で点眼麻酔が行われる。しかし，細菌検査の場合，点眼麻酔薬に含まれる防腐剤が問題となる。防腐剤により，培養による細菌検出率が低下することが指摘されているが，検証は行われていない。培養検査で検出困難が予想される場合には，防腐剤無添加のオキシブプロカイン塩酸塩ミニムス®点眼液0.4％「センジュ®」（千寿製薬）などを用いる方法がある。

主な点眼薬一覧 &「臨床で使える！ 一口コメント」

分類	一般名	商品名	用量	一口コメント
抗菌薬	セフメノキシム塩酸塩	ベストロン	1回1～2滴1日4回	セフェム系。細菌性角結膜炎の主な原因菌に対し，広域スペクトラムを有する。特に肺炎球菌，連鎖球菌感染症に対する第1選択薬。
	ゲンタマイシン硫酸塩	ゲンタロール，リフタマイシン	1回1～2滴1日3～4回	アミノグリコシド系。特に緑膿菌に対して強い抗菌力を示す。その他のブドウ糖非発酵グラム陰性桿菌に対しては無効なため要注意。長期使用によって中毒性結膜炎や薬剤毒性角膜炎がみられることもある。
	ジベカシン硫酸塩	パニマイシン	1回2滴1日4回	
	トブラマイシン	トブラシン	1回1～2滴1日4～5回	
	オフロキサシン	タリビッド	点眼：1回1滴1日3回 軟膏：1日3回	フルオロキノロン系。グラム陽性菌，グラム陰性菌双方に対して有効。広域スペクトルを有するが。第3世代と第4世代とでは効果がある細菌種に若干の偏りがみられるため，各薬剤の特性を見極めて使用する必要がある。MRSA，QRNGなどの耐性菌には注意が必要。
	ノルフロキサシン	バクシダール，ノフロ	1回1滴1日3回	
	ロメフロキサシン塩酸塩	ロメフロン	1回1滴1日3回	
	レボフロキサシン水和物	クラビット	1回1滴1日3回	
	トスフロキサシントシル酸塩水和物	オゼックス，トスフロ	1回1滴1日3回	
	ガチフロキサシン水和物	ガチフロ	1回1滴1日3回	
	モキシフロキサシン塩酸塩	ベガモックス	1回1滴1日3回	
	クロラムフェニコール	クロラムフェニコール	1日1～数回	緑膿菌に対しては無効である。
	エリスロマイシンラクトビオン酸塩・コリスチンメタンスルホン酸ナトリウム	エコリシン	軟膏：1日数回	インフルエンザ菌，肺炎球菌，モラクセラ菌による角結膜炎に有効。ブドウ球菌に対する第1選択薬としては用いない。クラミジア結膜炎に適応がある。
	クロラムフェニコール・コリスチンメタンスルホン酸ナトリウム	オフサロン	1回2～3滴1日4～5回	小児細菌性結膜炎の主要な起炎菌に対し感受性がある。MRSAに対しても有効。

分類	一般名	商品名	用量	一口コメント
抗真菌薬	ピマリシン	ピマリシン点眼液5％「センジュ」ピマリシン眼軟膏1％「センジュ」	点眼：1回1〜2滴1日6〜8回軟膏：1日4〜5回	酵母型真菌および糸状型真菌に対して効果がある。抗真菌点眼薬は本剤のみのため，原因真菌によっては自家調剤の併用も考慮に入れる（p53）。
抗ヘルペス薬	アシクロビル	ゾビラックス眼軟膏	1日5回	上皮型単純ヘルペス角膜炎に対する点眼は1日5回を厳守し，点眼期間は1〜2週間とする。実質型単純ヘルペス角膜炎では，副腎皮質ステロイド薬との併用で用いる。
抗アレルギー薬	クロモグリク酸ナトリウム	インタール	1回1〜2滴1日4回	メディエーター遊離抑制薬に分類される。マスト細胞の脱顆粒抑制とケミカルメディエーターの遊離抑制が主な作用。抗ヒスタミン作用はない。アレルギー性結膜疾患の基礎治療薬として使用する。
	アンレキサノクス	エリックス	1回1〜2滴1日4回	
	ペミロラストカリウム	アレギサール，ペミラストン	1回1滴1日2回	
	トラニラスト	リザベン，トラメラス	1回1〜2滴1日4回	
	イブジラスト	アイビナール，ケタス	1回1〜2滴1日4回	
	アシタザノラスト水和物	ゼペリン	1回1〜2滴1日4回	
	ケトチフェンフマル酸塩	ザジテン	1回1〜2滴1日4回	ヒスタミンH1受容体拮抗薬に分類される。抗ヒスタミン作用が主な作用。メディエーター遊離抑制作用を有する薬剤とメディエーター遊離抑制作用のない薬剤とに分かれる（p49参照）。アレルギー性結膜疾患の基礎治療薬として使用する。
	レボカバスチン塩酸塩	リボスチン	1回1〜2滴1日4回	
	オロパタジン塩酸塩	パタノール	1回1〜2滴1日4回	
	エピナスチン塩酸塩	アレジオン	1回1滴1日4回	
免疫抑制薬	シクロスポリン	パピロックミニ	1回1滴1日3回	抗アレルギー薬単独では効果不十分の春季カタルに用いる。治療にあたっては，治療プロトコル（レベルダウン方式）を参照のこと（p83）。
	タクロリムス水和物	タリムス	1回1滴1日2回	抗アレルギー薬単独では効果不十分の春季カタルに用いる。治療にあたっては，治療プロトコル（レベルアップ方式）を参照のこと（p83）。

分類	一般名	商品名	用　量	一口コメント
角膜治療薬	精製ヒアルロン酸ナトリウム	ヒアレイン，ヒアレインミニ，ティアバランス	1回1滴1日5～6回	ヒアレイン・ティアバランスとヒアレインミニとでは適応が異なる点に注意（p99）。それぞれ薬剤濃度や含有防腐剤が異なるため，症状に合わせて選択する。
角膜治療薬	コンドロイチン硫酸エステルナトリウム	コンドロン，アイドロイチン	1回1～2滴1日2～4回	角膜の透明性保持・乾燥防止を目的に使用する。
角膜治療薬	フラビンアデニンジヌクレオチドナトリウム	フラビタン	点眼：1回1～2滴1日3～6回 軟膏：1日1～4回 眼瞼内に少量ずつ点入	点状表層角膜症，眼角眼瞼炎に対して効果がある。
角膜治療薬	コンドロイチン硫酸エステルナトリウム・フラビンアデニンジヌクレオチドナトリウム	ムコファジン，ムコティア	1回1～2滴1日3～6回	角膜保護を必要とするときに使用する。
角膜治療薬	ホウ酸・無機塩類配合剤	人工涙液マイティア	1回1～2滴1日5～6回	人工涙液としてドライアイ症例に使用する。保険適用あり。防腐剤による薬剤毒性に注意。
ドライアイ治療薬	ジクアホソルナトリウム	ジクアス	1回1滴1日6回	本邦で初めてドライアイの適応を取得した治療薬。水分およびムチンの分泌促進作用を有する。涙液異常に伴う角結膜上皮障害が認められ，ドライアイと診断された患者にのみ使用できる。
ドライアイ治療薬	レバミピド	ムコスタ	1回1滴1日4回	ドライアイに対する治療薬。ムチン産生促進作用の他に，抗炎症作用や角結膜上皮障害改善作用を有する。涙道閉塞・涙嚢炎・眼瞼炎・点眼時の霧視などの副作用に注意。
副腎皮質ステロイド薬	デキサメタゾンメタスルホ安息香酸エステルナトリウム	サンテゾーン，ビジュアリン	点眼：1回1～2滴1日3～4回 軟膏：1日1～3回塗布	眼瞼炎，結膜炎，角膜炎，強膜炎，上強膜炎，前眼部ぶどう膜炎，術後炎症に有用。眼圧上昇に注意。
副腎皮質ステロイド薬	プレドニゾロン酢酸エステル	PSゾロン，プレドニン	（PSゾロン）点眼：1回1～2滴1日数回。適宜増減（プレドニン）軟膏：1日数回塗布	眼瞼炎，結膜炎，角膜炎，強膜炎，上強膜炎，前眼部ぶどう膜炎，術後炎症に有用。眼圧上昇に注意。

主な点眼薬一覧

分類	一般名	商品名	用量	一口コメント
副腎皮質ステロイド薬	ベタメタゾンリン酸エステルナトリウム	リンデロン	1回1〜2滴1日3〜4回	強い臨床効果で前部ぶどう膜炎，強膜炎，角膜実質炎に良い適応。1日4回処方が基本。症状・所見に応じて漸減する。眼圧上昇に注意。
	フラジオマイシン硫酸塩・ベタメタゾンリン酸エステルナトリウム	リンデロンA	点眼：1回1〜2滴1日1〜数回 軟膏：1回適量1日1〜数回塗布	抗菌薬配合の副腎皮質ステロイド薬。フラジオマイシンによる薬剤アレルギーに注意が必要。
	デキサメタゾンリン酸エステルナトリウム	オルガドロン	1回1〜2滴1日3〜4回	眼瞼炎，結膜炎，角膜炎，強膜炎，上強膜炎，前眼部ぶどう膜炎，術後炎症に有用。眼圧上昇に注意。
	フラジオマイシン硫酸塩・メチルプレドニゾロン	ネオメドロールEE	1日1〜数回塗布	抗菌薬配合の副腎皮質ステロイド眼軟膏。フラジオマイシンによる薬剤アレルギーに注意が必要。
	フルオロメトロン	フルメトロン，オドメール	1回1〜2滴 0.02％，0.1％：1日2〜4回 0.05％：1日3〜4回	眼瞼炎，結膜炎，角膜炎，強膜炎，上強膜炎に対して有用。0.1％製剤が，虹彩毛様体炎，ぶどう膜炎，術後炎症に有用。副腎皮質ステロイド薬の中では比較的マイルドな効果であるが，眼圧上昇の副作用が少ないとされる。
	ヒドロコルチゾン酢酸エステル	HCゾロン	1回1〜2滴1日数回	眼瞼炎，結膜炎，角膜炎，強膜炎，上強膜炎，前眼部ぶどう膜炎，術後炎症に有用。眼圧上昇に注意。
非ステロイド性抗炎症薬	プラノプロフェン	ニフラン，プロラノン	1回1〜2滴1日4回	外眼部および前眼部の炎症性疾患に適応。
	ジクロフェナクナトリウム	ジクロード	1回1滴 眼手術前：4回（3時間前，2時間前，1時間前，30分前） 眼手術後：1日3回	白内障手術時における術後炎症および術中・術後合併症予防が適応。
	ブロムフェナクナトリウム	ブロナック	1回1〜2滴1日2回	外眼部および前眼部の炎症性疾患に適応。

分類	一般名	商品名	用量	一口コメント
非ステロイド性抗炎症薬	ネパフェナク	ネバナック	1回1滴 手術前日：用時振とう後，1日3回 手術日：術前3回，術後1回	角膜透過性に優れたプロドラッグ。内眼部手術に対する術後炎症に適応。
	アズレンスルホン酸ナトリウム	AZ	1回1〜2滴1日3〜5回	急性結膜炎，慢性結膜炎，アレルギー性結膜炎，表層角膜炎，眼瞼縁炎，強膜炎に対して適応。
	グリチルリチン酸二カリウム	ノイボルミチン	1回2〜3滴1日5〜6回。適宜増減	抗アレルギー作用を有し，アレルギー性結膜炎に適用あり。
消炎酵素薬	リゾチーム塩酸塩	ムコゾーム	1回1〜2滴1日数回	慢性結膜炎に適応。卵白アレルギーを有する症例には要注意。
緑内障治療薬	チモロールマレイン酸塩	チモプトール，リズモン	1回1滴 0.25％を1日2回 効果不十分：0.5％を1日2回	β遮断剤。1981年に上市以来，40年近くにわたり，第一選択薬の一つとしての地位を維持。その後，発売された緑内障点眼薬の効果や副作用評価の標準薬ともなっている。
	カルテオロール塩酸塩	ミケラン	1回1滴 1％を1日2回 効果不十分：2％を1日2回	β遮断剤。内因性交感神経刺激作用を有するためβ遮断剤に伴う全身副作用の軽減化，ならびに膜安定化作用を有さないため局所副作用の軽快がそれぞれ図られている。
	ベタキソロール塩酸塩	ベトプティック，ベトプティックエス	1回1滴1日2回	β1選択性β遮断剤。【ベトプティック】β1受容体への選択性を高めたことにより，眼圧下降効果はやや劣るものの呼吸器系の副作用は減少した。β遮断剤の神経保護効果の研究でも先鞭をつけた。【ベトプティックエス】ベトプティックの点眼時に経験する眼刺激感を懸濁性点眼液とすることで軽減し，同時に点眼薬の眼内移行性も高めた。
	チモロールマレイン酸塩持続性点眼液	チモプトールXE，リズモンTG	1回1滴 0.25％を1日1回 効果不十分：0.5％を1日1回	長時間作用性β遮断剤。【チモプトールXE】涙液中の陽イオンと接触し瞬時にゲル化するGel-riteを添加，粘性を高めて初期排出を抑制し，眼内移行を高めることにより眼圧下降持続時間を延長させた。【リズモンTG】チモプトールに眼表面温度（32℃〜34℃）で加熱されるとゲル化するメチルセルロースを添加，眼内移行を向上させ持続的眼圧下降を達成。冷所保存が必要。

分類	一般名	商品名	用量	一口コメント
緑内障治療薬	カルテオロール塩酸塩持続性点眼液	ミケランLA	1回1滴 1%を1日1回 効果不十分：2%製剤を1日1回	長時間作用性β遮断剤。アルギン酸添加で角膜濡れ性が向上し，作用時間が延長することで1日1回点眼が可能となった。また，比較的粘性が低く点眼時のべとつき感も少ない。
	ニプラジロール	ハイパジール	1回1滴1日2回	αβ遮断剤。眼圧下降力はチモプトールと同等。点眼した薬液が眼球周囲を通じ眼底に達することを明らかにし，神経保護作用の可能性を探るべく臨床試験も実施された。
	レボブノロール塩酸塩	ミロル	1回1滴1日1回 1日2回まで増可	$α_1β$遮断剤。代謝物もβ遮断活性を有し，1日1回の点眼により24時間眼圧低下が持続することが報告されている。また，$α_1$遮断作用による眼内血流量の増加が報告。
	ブナゾシン塩酸塩	デタントール	1回1滴1日2回	$α_1$遮断剤。眼圧下降力はチモプトールに比べやや劣るものの全身・局所の副作用が少なく，また，他の緑内障点眼薬と作用機序が異なるため追加薬として有用である。
	アプラクロニジン塩酸塩	アイオピジンUD	レーザー照射1時間前，および照射直後に術眼に1滴ずつ点眼	α刺激剤。緑内障レーザー治療後などに見られる一時的眼圧上昇の防止に著効。一方，長期使用による耐性・アレルギー性反応などがあり，短期使用に限定され承認。
	ブリモニジン酒石酸塩	アイファガン	1回1滴1日2回	α刺激剤。欧米では1996年，日本は2012年に承認された。従来の緑内障点眼薬と作用機序が異なるため追加としての有用性が高い。神経保護効果の報告もある。
	ピロカルピン塩酸塩	サンピロ	1回1〜2滴1日3〜5回	副交感神経刺激薬。β遮断剤の開発以前は主役の座を占めていた。特に閉塞隅角緑内障では縮瞳作用により隅角開大が得られるため有意な眼圧下降が得られることが少なくない。
	ジスチグミン臭化物	ウブレチド	1回1滴1日1〜2回	副交感神経刺激薬。調節性内斜視や重症筋無力症などに用いられる。閉塞隅角緑内障には禁忌とされる。緑内障点眼薬としては現在，ほとんど用いられていない。
	ジピベフリン塩酸塩	ピバレフリン	1回1滴1日1〜2回 0.04％で効果不十分時には0.1％を使用	交感神経刺激薬。製剤技術の発達により，プロドラッグとすることが可能になり交感神経刺激作用と関連した副作用が軽減された。

分類	一般名	商品名	用　量	一口コメント
緑内障治療薬	リパスジル硫酸塩水和物	グラナテック	1回1滴1日2回	Rhoキナーゼ阻害薬。Rhoキナーゼ阻害作用により線維柱帯―シュレム管を介する主経路からの房水排出を促進し眼圧を下降させるという世界初の眼圧下降機序を有する。
	イソプロピルウノプロストン	レスキュラ	1回1滴1日2回	PG関連薬。PG関連薬として最先発。最近，その作用機序が，他のPG関連薬と異なり，線維柱帯細胞におけるイオンチャンネルの開口によることが報告されている。
	ラタノプロスト	キサラタン	1回1滴1日1回	PG関連薬：プロスタノイド誘導体。その眼圧下降効果は良好，一方，全身副作用は少なく，まさに時代を画した点眼薬である。緑内障治療の第一選択薬として位置づけられている。
	トラボプロスト	トラバタンズ	1回1滴1日1回	PG関連薬：プロスタノイド誘導体。眼圧下降力は他のPG関連薬に比べ遜色はなく，一方，PG関連薬で見られる角膜障害を，防腐剤の変更など製剤上の工夫を加えることにより軽減した。
	タフルプロスト	タプロス	1回1滴1日1回	PG関連薬：プロスタノイド誘導体。日本発のPG点眼薬。化学構造上フッ素の配合により光・温度などに対する安定性を目指した。眼圧下降効果や副作用などは他のPG関連薬と同様である。
	ビマトプロスト	ルミガン	1回1滴1日1回	PG関連薬：プロスタノイド誘導体。PG関連薬の中で作用機序がやや異なること，眼圧下降効果がやや強いことが特徴である。一方，睫毛増生・色素沈着などの局所副作用もやや強い。
	ドルゾラミド塩酸塩	トルソプト	1回1滴1日3回 0.5％で効果不十分時には1％を使用	炭酸脱水酵素阻害薬。ハイドロキシエチルセルロースを添加しチモプトールと同等の眼圧下降を達成している。一方，添加剤の影響で点眼後の刺激感やベタベタ感が少なくない。
	ブリンゾラミド	エイゾプト	1回1滴1日2回 効果不十分：1回1滴1日3回	炭酸脱水酵素阻害薬。眼圧下降効果はチモプトールと同等。カルボキシビニルポリマーを基剤として懸濁化しているため，点眼後，一過性だが，霧視の発生が避けられない。

分類	一般名	商品名	用量	一口コメント
緑内障治療薬	ラタノプロスト・チモロールマレイン酸塩	ザラカム	1回1滴1日1回	キサラタンとチモロールの配合剤である。チモロールの点眼回数が配合剤では1日1回となるため，眼圧下降効果は両者の相加分からはやや劣るとされる。
	トラボプロスト・チモロールマレイン酸塩	デュオトラバ	1回1滴1日1回	トラバタンズとチモロールの配合剤である。ザラカムと同様，点眼回数の影響で眼圧下降効果は単剤の併用時に比べやや劣るとされる。
	タフルプロスト・チモロールマレイン酸塩	タプコム	1回1滴1日1回	タプロスとチモロールの配合剤である。発売が2014年なので臨床データは現在，収集中。治験では従来のPG+βの配合剤と同等の眼圧下降力が報告された。
	ドルゾラミド塩酸塩・チモロールマレイン酸塩	コソプト	1回1滴1日2回	トルソプトとチモロールの配合剤である。トルソプトの点眼回数が2回に減じるため懸念される眼圧下降効果の減弱は，諸報告では明らかでないとされる。
	ブリンゾラミド・チモロールマレイン酸塩	アゾルガ	1回1滴1日2回	エイゾプトとチモロールの配合剤である。それぞれの薬剤の元来の濃度・点眼回数が減少されていない，いわば「フルパワー」の緑内障配合点眼剤といえる。
白内障治療薬	ピレノキシン	カタリン，カタリンK，カリーユニ	1回1〜2滴1日3〜5回	それぞれ剤型が異なる。 カタリン：錠剤を添付溶解液に用時溶解。 カタリンK：顆粒を溶解液に用時溶解。 カリーユニ：水性懸濁点眼薬。
	グルタチオン	タチオン	1回1〜2滴1日3〜5回	溶解液5mLあたり還元型グルタチオンとして100mgを用時溶解する。 コラゲナーゼ抑制作用を有するため角膜炎，角膜潰瘍などの角膜疾患に対しても適応がある。
散瞳薬	アトロピン硫酸塩水和物	日点アトロピン，リュウアト	（日点アトロピン）点眼：1回1〜2滴1日1〜3回 （リュウアト）軟膏：1日1〜3回結膜嚢に塗布	調節麻痺下の屈折検査（小児），弱視治療（小児），虹彩炎・ぶどう膜炎治療時の散瞳などに使用する。 アトロピン中毒などの全身副作用に要注意。 眼局所の副作用として濾胞性結膜炎がある。
	フェニレフリン塩酸塩	ネオシネジン	1回1〜2滴	強い交感神経刺激作用を有する。新生児への投与は禁忌。

分類	一般名	商品名	用量	一口コメント
散瞳薬	トロピカミド	ミドリンM	診断・治療：1回1〜2滴1日1回 調節麻痺：1回1滴を3〜5分おきに2〜3回	強い散瞳作用を有するが，調節麻痺作用は弱い。 ミドリンMは調節痙攣に対する治療，ミドリンPは検査用散瞳薬として用いる。
	トロピカミド・フェニレフリン塩酸塩配合	ミドリンP	診断・治療：1回1〜2滴又は1回1滴を3〜5分おきに2回 調節麻痺：1回1滴を3〜5分おきに2〜3回	
	シクロペントラート塩酸塩	サイプレジン	1回1滴1日1回又は1滴点眼後5〜10分して更に1滴を追加	散瞳作用よりも調節麻痺作用が主体。 調節麻痺作用はアトロピンより弱い。 副作用として一過性の精神神経症状の出現に注意。
麻酔薬	オキシブプロカイン塩酸塩	ベノキシール，ラクリミン	表面麻酔（ベノキシール）：成人1〜4滴，年齢，体質により適宜増減 分泌性流涙症（ラクリミン）：1回1〜2滴1日2〜5回	ベノキシールは表面麻酔薬としてのみ用いる。 ラクリミンは分泌性流涙症の適応を有するが，濫用による角膜障害が生じることがあるため，過剰な使用は控える。
	リドカイン塩酸塩	キシロカイン	成人1〜5滴，年齢，体質により適宜増減する	全身的副作用：アナフィラキシーショック 眼局所の副作用：角膜障害

索引

あ

アシクロビル　59, 60
アズレンスルホン酸ナトリウム　122
アゾール系　52
アドヒアランス　19, 151, 152, 173
アトロピン　187, 188
　―中毒　189
アプラクロニジン塩酸塩　142
アミノグリコシド系抗菌薬　35, 38, 42
アミノグリコシド耐性緑膿菌　47
アムホテリシンB　54
アルベカシン自家製点眼液　46
アレルギー性結膜炎　79
アレルギー性結膜疾患　69, 73
アンタゴニスト作用　73
安定化剤　4
安定性試験　27, 29

い

イソプロピルウノプロストン　144
インバースアゴニスト作用　73
インフルエンザ菌　40

え

エピネフリン　187
エリスロマイシン　44
エリスロマイシンラクトビオン酸塩・コリスチンメタンスルホン酸ナトリウム　44
塩化リゾチーム　125

お

オキシブプロカイン塩酸塩　195, 196
オフロキサシン　40
オロパタジン塩酸塩　72

か

外傷白内障　183
開放隅角緑内障　130
核酸合成阻害薬　32, 35
角膜ジストロフィ　107
角膜透過性　5
角膜びらん　93
苛酷試験　26
加速試験　26
ガチフロキサシン水和物　40
花粉性結膜炎　80
可溶化剤　4
カルテオロール塩酸塩　136
加齢白内障　183
眼角眼瞼炎　45
眼瞼色素沈着　146, 147, 165
カンジダ角膜炎　51
緩衝剤　4
眼軟膏　1

き

季節性アレルギー性結膜炎　80
基礎治療薬　79, 80
キャンディン系　52
急性霰粒腫　45

く

クラミジア　56
　―結膜炎　65
グラム陰性菌　31
グラム陽性菌　31
グリコペプチド系抗菌薬　33
グリチルリチン酸二カリウム　123

グルタチオン点眼液　184
クロラムフェニコール（系抗菌薬）
　　　　　　　　　　35, 38, 44
クロラムフェニコール・コリスチンメタンスルホン酸ナトリウム　44

け

結膜増殖性変化　86
ケトチフェンフマル酸塩　71
ケミカルメディエーター　69
原発開放隅角緑内障　127, 149
原発性シェーグレン症候群　97
原発閉塞隅角緑内障　128, 158, 177
原発緑内障　127

こ

抗アレルギー薬　71
交感神経興奮薬　187
交感神経刺激薬　133, 140
交感神経遮断薬　136
虹彩色素沈着　147
合成ステロイド　113
酵母型真菌　51, 55
コリスチン配合薬　38
コンタクトレンズ関連角膜感染症　49
コンドロイチン硫酸エステルナトリウム
　　　　　　　　　　　　　101

さ

細菌性角膜炎　46
細菌性結膜炎　46
サイクロセリン　33
最小発育阻止濃度　36
再発性角膜上皮びらん　107
細胞壁合成阻害薬　32, 33
酢酸コルチゾン　113
散瞳薬　187
　―の種類　188

し

シェーグレン症候群　96, 104
ジクアホソルナトリウム　102
シクロオキシゲナーゼ　120, 125
シクロスポリン点眼薬　76
ジクロフェナクナトリウム　122
シクロペントラート（塩酸塩）
　　　　　　　　　　187, 190
自己血清点眼　105
自己点眼　20
糸状真菌　51, 55
持続型点眼薬　139
ジピベフリン塩酸塩　140
周術期感染症　49
周術期減菌化（無菌化）療法　50
樹枝状角膜炎　60
術前散瞳　194
春季カタル　80
消炎酵素薬　124
上眼瞼溝深化　146
蒸発亢進型ドライアイ　97
睫毛伸長　146, 147
上輪部角結膜炎　105
初期療法　80, 81
シルマー第Ⅰ法　96
人工涙液　99, 101

す

水性点眼剤　4
水痘・帯状ヘルペスウイルス　59
水疱性角膜症　103
スギ花粉性結膜炎　81
スギ花粉皮膚炎　89
ステロイド受容体　113
ステロイド白内障　117, 118
ステロイド離脱困難　116
ステロイド緑内障　117
ステロイドレスポンダー　117, 118

せ

正常眼圧緑内障　161
生物学的同等性試験　14
セフェム系抗菌薬　38, 39
セフメノキシム塩酸塩　39
遷延性角膜上皮欠損　93
先天白内障　183

そ

即時型（Ⅰ型）アレルギー反応　69
続発緑内障　127, 158

た

第2世代抗ヒスタミン薬　72, 74
タクロリムス　77
多剤耐性緑膿菌　48
だっこ点眼法　25
タフルプロスト　144
タフルプロスト・チモロールマレイン酸
　塩点眼液　147
炭酸脱水酵素阻害薬　133, 142
単純ヘルペス角膜炎　58
蛋白質合成阻害薬　32, 34

ち

地図状角膜炎　60
チモロールマレイン酸塩　136
長期保存試験　26
調節麻痺作用　188

て

テトラカイン塩酸塩　195
テトラサイクリン系　35
添加剤　4
点眼1滴量　17
点眼間隔　26
点眼剤　1
点眼順序　26
点眼補助具　23
点眼薬アレルギー　193
点眼容器　14
点状表層角膜症　93
天然ステロイド　113

と

等張化剤　4
糖尿病角膜症　107
トポイソメラーゼⅣ　35, 40
ドライアイ　95
　─治療薬　102
トラボプロスト　144
トラボプロスト/チモロールマレイン酸
　塩配合点眼液　147
ドルゾラミド塩酸塩　142
ドルゾラミド塩酸塩/チモロールマレイ
　ン酸塩点眼液　147
トロピカミド　187, 190

に

二次性（続発性）シェーグレン症候群
　　　　97
ニプラジロール　140
乳頭出血　129

ね

ネパフェナク　122

は

肺炎球菌　40
バイオアベイラビリティー　139
配合剤点眼薬　146
白内障　183
麦粒腫　45
発達緑内障　127, 158
バラシクロビル塩酸塩　60
バンコマイシン塩酸塩眼軟膏　46

ひ

ヒアルロン酸　　97, 99
ヒスタミンH$_1$受容体拮抗薬　　70, 71
非ステロイド性抗炎症（点眼）薬
　　　　　　　　　　　　120, 122
非選択的交感神経刺激薬　　140
ヒトヘルペスウイルス　　58
ヒドロキシエチルセルロース　　142
ヒドロコルチゾン　　113
ビマトプロスト　　144
ピマリシン　　53
ピレノキシン点眼液　　184
ピロカルピン塩酸塩　　134

ふ

ファムシクロビル　　60
フェニレフリン（塩酸塩）　　187, 189
不可逆性散瞳　　194
副交感神経刺激薬　　133, 134, 187
副腎皮質ステロイド（薬）　　78, 113
フッ化ピリミジン誘導体　　52
ブドウ球菌　　40
ブドウ糖非発酵グラム陰性桿菌　　43
ブナゾシン塩酸塩　　139
プラノプロフェン　　120
フラビンアデニンジヌクレオチド
　　　　　　　　　　　　102
ブリモニジン酒石酸塩　　140
ブリンゾラミド　　142
ブリンゾラミド/チモロールマレイン酸
　塩配合懸濁性点眼液　　147
フルオロキノロン（系抗菌薬）
　　　　　　　　　　35, 38, 39
　―耐性緑膿菌　　47
　―耐性淋菌　　42
フルオロメトロン　　116
フルコナゾール　　54
プロスタグランジン関連薬　　133, 143
プロスト系　　144
プロストン系　　144
プロドラッグ　　5, 9
プロパラカイン塩酸塩　　195
ブロムフェナクナトリウム　　122

へ

閉塞隅角緑内障　　130
併発白内障　　183
ベタキソロール塩酸塩　　136
ベタメタゾンリン酸エステルナトリウム
　　　　　　　　　　　　116
ペニシリン耐性肺炎球菌　　39
ベンザルコニウム塩化物　　10, 85,
　167
　―過敏症　　85

ほ

ホウ酸　　11
房水内最高濃度値　　36
防腐剤　　4, 9
ホスホマイシン　　33
ポリエンマクロライド系　　52
ボリコナゾール　　54

ま

マクロライド系　　35
マルチドーズ　　12

み

ミカファンギンナトリウム　　54
ミコナゾール　　54

め

メチシリン耐性黄色ブドウ球菌　　39, 42
メディエーター遊離抑制薬　　70
免疫抑制（点眼）薬　　74
　―の使用指針　　80

も
モキシフロキサシン塩酸塩　41
目標眼圧　149, 163

や
薬剤耐性菌　48
薬剤毒性角膜症　101

ゆ
ユニットドーズ　12

よ
溶解補助剤　8
葉酸合成阻害薬　32, 35

ら
落屑状点状表層角膜症　86
ラタノプロスト　144
ラタノプロスト・チモロールマレイン酸塩配合点眼液　147

り
リドカイン塩酸塩　195, 197
リバウンド現象　116
リパスジル塩酸塩水和物　148
リファンピシン　35
緑膿菌　41, 47
淋菌　40
　―結膜炎　62

る
涙液減少型ドライアイ　96
涙液層破壊時間　95
涙液分泌抑制作用　196
涙液メニスカス　95

れ
レーザー虹彩切開術　158, 177

レバミピド　104
レボカバスチン塩酸塩　72
レボブノロール塩酸塩　140
レボフロキサシン水和物　40

欧文

angle-closure glaucoma　130
Candida albicans　53
carbonic anhydrase inhibitor　133
CD44　100
deepening of upper eyelid sulcus
　　146
developmental glaucoma　127
DNAジャイレース　35, 40
empiric therapy　50
endothelial plaque　51
FK506　77
FP受容体　138
human herpes virus　58
hyaluronic acid　97
hydroxyethyl cellulose　142
hyphate lesion　51
immune ring　51
minimum inhibitory concentration
　　36
Moraxella lacunata　45
nasolacrimal obstruction　152
non-responder　146
open angle glaucoma　130
pH調整剤　4
post-antibiotic effect　35
primary angle-closure glaucoma
　　128
primary glaucoma　127
primary open angle glaucoma　128
quality of life　129
quality of vision　129

Rho-associated, coiled-coil containing protein kinase　133
Rho（キナーゼ）阻害薬　133, 148, 157
satellite lesion　51
secondary glaucoma　127
sexual transmitted disease　46
short TBUT型ドライアイ　106
Sofziaシステム　11
Staphylococcus aureus　45
Staphylococcus epidermidis　45
ST合剤　35
superior limbic keratoconjunctivitis　105

tear breakup time　95
time above MIC　36
XYZ理論　94

略語

ACG　130, 177
AQCmax　36
BAK　11, 167
BLNAR　39, 63
CAI　133, 157
COX　120, 125
COX-1　125
COX-2　125
DEWS　147
DUES　146
EMQ　41
FAD　102
HEC　142
MIC　36
MRSA　39, 42
NLO　152

NSAIDs　120
NTG　161
OAG　130
OTC医薬品　18
OTC目薬　16
PACG　128, 158
PAE　35, 36
PG関連薬　133, 157
POAG　128
PRSP　39
QOL　129
QOV　129, 169
ROCK　133
SLK　105
　一型ドライアイ　105
STD　46
TBUT　96

その他

50%阻害濃度（IC_{50}）　43
8'-メトキシキノロン　41
α_1遮断薬　133, 139
$\alpha_1\beta$遮断薬　140
α_2刺激薬　140
$\alpha\beta$遮断薬　157
αアドレナリン受容体　138
α刺激薬　157
α遮断薬　157
α受容体　138
βアドレナリン受容体　138
β遮断薬　133, 136, 157
β受容体　138
β-ラクタマーゼ非産生アンピシリン耐性インフルエンザ菌　39, 63
β-ラクタム系抗菌薬　33

点眼薬クリニカルブック 第2版

2011年 7月 1日　第1版発行
2015年11月25日　第2版第1刷発行
2025年 1月20日　　　　第5刷発行

編　著　庄司　純
　　　　しょうじ　じゅん

発行者　福村　直樹

発行所　金原出版株式会社
　　　　〒113-0034 東京都文京区湯島 2-31-14
　　　　　電話　編集(03)3811-7162
　　　　　　　　営業(03)3811-7184
　　　　　FAX　　(03)3813-0288　　　　　　　© 2015
　　　　　振替口座 00120-4-151494　　　　　　検印省略
　　　　　http://www.kanehara-shuppan.co.jp/　Printed in Japan

ISBN 978-4-307-35163-8　　　　　　　　　　　印刷・製本／永和印刷

JCOPY ＜出版者著作権管理機構 委託出版物＞

本書の無断複製は著作権法上での例外を除き禁じられています。複製される場合は，そのつど事前に，出版者著作権管理機構（電話 03-5244-5088，FAX 03-5244-5089，e-mail：info@jcopy.or.jp）の許諾を得てください。

小社は捺印または貼付紙をもって定価を変更致しません。
乱丁，落丁のものはお買上げ書店または小社にてお取り替え致します。

WEBアンケートにご協力ください

読者アンケート（所要時間約3分）にご協力いただいた方の中から抽選で毎月10名の方に図書カード1,000円分を贈呈いたします。
アンケート回答はこちらから ➡

https://forms.gle/U6Pa7JzJGfrvaDof8